T0132722

Kohlhammer

Die Autoren

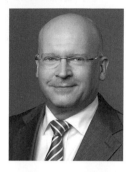

Werner Fleischer, Dipl.-Pädagoge mit den Schwerpunkten Erwachsenenbildung und Psychologie ist deutschlandweit als selbständiger Berater, Coach und Moderator seit 1998 in Kliniken und Krankenhäusern tätig und seit 2004 allein auf diesen Bereich spezialisiert. Er begleitet klinische Leitungskräfte bei Führungs- und Veränderungsprozessen, bei der Konfliktlösung. sowie bei Fragen des Selbstmanagements und der Karriereentwicklung.

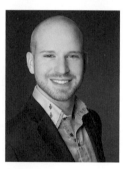

Benedikt Fleischer, B. Sc. in Wirtschaftspsychologie, M. A. in Kulturwissenschaften, ist zertifizierter Moderator und Trainer für DISG-Verhaltens- und Arbeitsplatzprofile und seit 2016 als Coach und Berater im Pflegebereich tätig. Er begleitet Personalauswahl- und Personalentwicklungsprozesse durch die Vermittlung eignungsdiagnostischer Tools, moderiert Team-Supervisionen und Arbeitsgruppen zum Thema Prozessoptimierung und vermittelt Führungsgrundlagen an Führungskräfte.

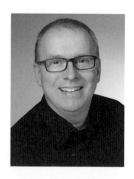

Martin Monninger ist seit 1996 in der Anästhesie, Intensiv- und Notfallpflege tätig. Davon ist er seit über 10 Jahren verantwortlich für die Notaufnahme der Kreiskliniken in Reutlingen. Dabei hat er umfassende Erfahrungen in der effizienten Organisation von Strukturen und Prozessen gesammelt, sowie Führungs- und Management-Kompetenzen erworben.

Werner Fleischer/Benedikt Fleischer/
Martin Monninger

Gesprächsführung

Band 2

Verlag W. Kohlhammer

1. Auflage 2020

Alle Rechte vorbehalten
© W. Kohlhammer GmbH, Stuttgart
Gesamtherstellung: W. Kohlhammer GmbH, Stuttgart

Print:
ISBN 978-3-17-035769-3

E-Book-Formate:
pdf: ISBN 978-3-17-035770-9
epub: ISBN 978-3-17-035771-6
mobi: ISBN 978-3-17-035772-3

Vorwort

»Wirksam führen | Pflege« – Herzlich willkommen zum zweiten Band der Buchreihe. Im ersten Band haben wir ausführlich über die Grundlagen der Mitarbeiterführung informiert und einen praxisorientieren Leitfaden vorgelegt; mit solidem Grundlagenwissen und schnellen Hilfestellungen bei akuten Herausforderungen und Spannungen – lösungsorientiert, einfach und souverän. Anhand theoretischer Grundlagen und praktischer Alltags-Tipps haben wir gezeigt, wie herausfordernd es ist, eine Führungsposition zu gestalten und auszufüllen. Aber auch, wo Fallstricke lauern und wie viel ehrliches Engagement von einer Führungskraft erwartet wird.

- Band 1 bildet die Basis für alle folgenden Bände.
- Band 2 beschäftigt sich intensiv mit moderner Gesprächsführung.

Praxisnahe Leitfäden helfen, Gespräche vor- und nachzubereiten und im Bedarfsfall auch zu dokumentieren. Pflegerische Leitungskräfte sind heute viel mehr als »nur« Stationsleitungen. Es geht um Wertschätzung für die Mitarbeiter, konstruktive Kritik, ehrliches Lob, Klartext im besten Sinn – Sprache ist der Schlüssel dazu.

Eine vorbereitete und informierte Stationsleitung wird mit gelernter Gesprächsführung ein besseres und faireres Arbeitsklima schaffen. Wir haben für Sie das Wissen und die Strategien gebündelt und auch hier einen praxisorientierten Leitfaden durch den Arbeitsalltag vorgelegt.

Gut geführte und intensiv vorbereitete Gespräche sind der Schlüssel zur Lösung vieler Probleme, Missverständnisse und dienen auch der Klärung von Bedürfnissen. Nur: Wie wird welches Gespräch geführt? Hier bestimmt der Inhalt die Vorgehensweise. Geht es nur um eine Informationsweitergabe oder befindet sich der Mitarbeiter in einer handfesten Leistungskrise? Sind mangelnde Motivation oder Kündigungswunsch das Thema? Ist der Mitarbeiter unzufrieden, gibt's Spannungen oder schlechte Laune im Team? Manches Gespräch mag unbehaglich sein, aber rettet unter Umständen die Stimmung einer ganzen Abteilung oder Station. Wir möchten Ihnen mit diesem Buch Strategien an die Hand geben, die helfen, auch solche Situationen lösungsorientiert zu meistern. Sie erfahren, Ich-Botschaften zu formulieren, wie aktives Zuhören Sie zu einer souveränen Führungskraft macht und wie Sie auch schwierige Gespräche leiten, ohne Ihrem Gegenüber schlechte Gefühle zu vermitteln.

Die weiteren Bände dieser Reihe haben folgende Inhalte:

- Band 3: Teamarbeit und berufsgruppenübergreifende Zusammenarbeit
- Band 4: Rollen- und Verhaltensprofile, Konflikte konstruktiv lösen
- Band 5: Ziel-, Zeit- und Selbstmanagement
- Band 6: Change-Management

Insgesamt stellt die gesamte Reihe ein Nachschlagewerk »aus der Praxis für die Praxis« dar.

Die Autoren möchten mit dieser Reihe Pflegeleitungen praktische und theoretische Hilfestellungen und Tipps geben, jederzeit selbstbestimmt und vorausschauend Handeln zu können, um das fordernde Aufgabenspektrum, die Bedürfnisse ihrer Mitarbeiter, die täglich neuen Herausforderungen und den Klinikalltag zu bewältigen und bestenfalls selber zu gestalten.

Ein besonderer Dank der Autoren bei Entstehung dieser Buchreihe gilt Martina Conradt für ihre unermüdliche Recherche, ihren sprachlichen Schliff sowie ihre kritischen und konstruktiven Anmerkungen.

Werner Fleischer   Benedikt Fleischer   Martin Monninger

Hinweis zur Gendergerechtigkeit:
Ausschließlich wegen der besseren Lesbarkeit wird das generische Maskulinum verwendet. Angesprochen sind alle Menschen.

Inhalt

Piktogramme

 Empfehlung/Tipp Warnung

 Fallbeispiel Information

1 Grundlagen der Gesprächsführung in der Theorie – Emotional intelligent und erfolgreich kommunizieren

Menschen zu führen wird definiert als die Möglichkeit, Einfluss zu nehmen auf das Verhalten anderer, um gemeinsam Ziele zu erreichen. Dahinter steckt die Idee, dass Führung nicht nur durch vorgelebtes Verhalten, sondern vor allem durch das Gespräch erfolgt. In Klinikfluren dagegen ist häufig der Satz zu hören: »Gespräche? Dazu habe ich keine Zeit!« Oder: »Wann soll ich denn das noch machen?« Aber die Praxis zeigt: Sich keine Zeit zu nehmen für elementare Dinge wie Gespräche mit Kollegen, Mitarbeitern und Vorgesetzten, bedeutet, nicht zu *führen*, das wiederum hat unter Umständen Missverständnisse, schlechte Stimmung, Krankenstand, Fluktuation, Kündigungen aus Frustration und Enttäuschungen zur Folge.

Neben der Zeit, die Führungskräfte sich nehmen sollten und müssen, spielen aber auch Erfahrung und Know-how in der Gesprächsführung eine große Rolle: Viele glauben – über alle Berufsgruppen und Hierarchieebenen hinaus – dass, wer sprechen kann, auch in der Lage ist, Gespräche zu führen. Das stimmt so nicht. Die meisten wichtigen Gespräche folgen bestimmten Zielen und daraus resultieren jeweils andere Strategien. Die Führung von Mitarbeitern über das Gespräch erfolgt zunächst über eine Reihe an Gesprächsroutinen, die auf den nächsten Seiten vorgestellt werden: Vom Feedback- über Krankenrückkehrgespräche bis hin zum Bleibegespräch beim Kündigungswunsch. Für diese Gespräche stellen wir in diesem Buch eine Definition, eine Organisation bzw. einen Leitfaden zur Verfügung, der den künftigen Weg durch den Gesprächsdschungel erleichtern wird.

Aber hinter der Gesprächsführung steckt noch viel mehr. In den vergangenen 30 Jahren haben sich Gesprächsführungen und das entsprechende Training dafür massiv verändert. Mit Carl Rogers

2 Wege der Kommunikation: Die wichtigsten Modelle

2.1 Motivationstheorien: Maslow und Herzberg

Die Maslowsche Bedürfnispyramide

Die Maslowsche Bedürfnispyramide ist ein Modell des US-amerikanischen Psychologen Abraham Maslow (1908–1970) und beschreibt auf einfache Weise, welche Bedürfnisse Menschen haben. Sie ist in fünf Bereiche untergliedert und verfügt über eine hierarchische Struktur. An unterster Ebene der Pyramide stehen die physiologischen Grundbedürfnisse wie Hunger, Durst, Atmung, Reproduktion. Sind diese abgesichert, folgt Stufe zwei mit dem Bedürfnis nach sozialen Kontakten, Liebe und Zugehörigkeit. Darüber wiederum liegen Anerkennung und Status. An der Spitze der Pyramide steht das Bedürfnis nach Selbstverwirklichung. In Kurzform erklärt Maslow damit,

- welche Bedürfnisse Menschen haben und wie diese priorisiert werden können,
- zu erkennen, was jemand überhaupt will,
- warum jemand eventuell unzufrieden ist,
- welche Motive Menschen in Bewegung bringen können.

Eine der Haupterkenntnisse, die für den Arbeitsalltag elementar sind: Es müssen erst die unteren Bedürfnisse erfüllt sein, um die nächst höheren anzustreben. Dazu gehören beispielsweise die Sicherheit des Arbeitsplatzes und das existentielle Auskommen. Geld ist wichtig, ohne Frage. Geld ist aber nicht alles und motiviert tatsächlich nur kurze Zeit zur Mehrleistung.

Der Psychologe und Arbeitswissenschaftler Frederick Herzberg ergänzt mit seinen Forschungen die Maslowsche Bedürfnispyramide und differenziert bei diesen Bedürfnissen zwischen Motivatoren und Hygienefaktoren. Motivatoren sind Anerkennung, persönliche Entwicklung, das Gefühl, wirklich *gehört* zu werden. Zu den Hygienefaktoren gehören Essen, Trinken, Sicherheit und Geld. Dieses Bild passt perfekt in einen Krankenhausalltag: Das Händewaschen ist so selbstverständlich wie klares, sauberes Wasser, das automatisch aus dem Hahn kommt. Genauso selbstverständlich ist für einen festangestellten Mitarbeiter die regelmäßige, pünktliche Gehaltszahlung. So wird Geld zu einem Hygienefaktor: Die Pflegekraft erwartet, dass ihr Gehalt zur richtigen Zeit in der richtigen Höhe auf dem richtigen Konto landet. Erst wenn das nicht der Fall ist, beschwert sie sich bei ihren Vorgesetzen.

Daher wirkt sich eine Gehaltserhöhung nicht nachhaltig auf das Engagement aus. Eine einmalige finanzielle Anerkennung wirkt länger, wenn sie mit einer positiven Emotion verbunden ist, wie ein schöner Abend in einem kostspieligen Restaurant, der nur durch die finanzielle Einmalzahlung möglich war. Diese außergewöhnliche Erinnerung bleibt im Gedächtnis. Wer erfolgreich führen will, weiß deshalb, worum es den Menschen geht: Anerkennung, Wertschätzung, Förderung, die Möglichkeit, sich selber zu verwirklichen und um die Sicherheit, sich im Team gehalten zu fühlen. Wer das versteht, versteht die Menschen. Und punktet als Führungspersönlichkeit im Stationsalltag.

Hinter jeder menschlichen Reaktion steckt eine Motivation, im Extremfall sogar Angst. Sie kann aber auch auf der niedrigsten Ebene erkennen lassen, dass bestimmte Bedürfnisse nicht erfüllt werden. Hier geht es für die Führungskraft darum, die wahren Gründe für das Verhalten des Mitarbeiters zu erkennen und gezielt gegenzusteuern.

Wenn Sie mit einem Menschen in der Zusammenarbeit auf Schwierigkeiten stoßen, können Ihnen folgende zwei Fragen weiterhelfen: (1) Welches Motiv treibt mein Gegenüber an?, (2) Wovor hat mein Gegenüber zur Zeit Angst? Wenn Sie die Motive bedienen und/oder die Angst nehmen, wird sich die Zusammenarbeit unmittelbar verbessern.

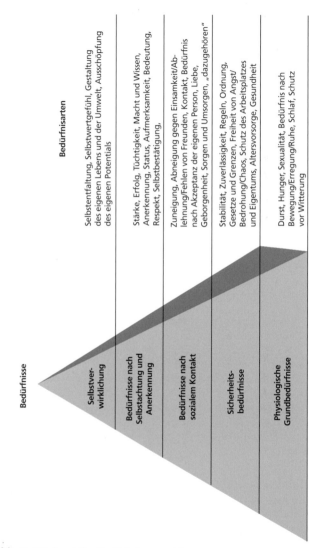

Bedürfnisarten

Selbstentfaltung, Selbstwertgefühl, Gestaltung des eigenen Lebens und der Umwelt, Ausschöpfung des eigenen Potentials

Stärke, Erfolg, Tüchtigkeit, Macht und Wissen, Anerkennung, Status, Aufmerksamkeit, Bedeutung, Respekt, Selbstbestätigung.

Zuneigung, Abneigung gegen Einsamkeit/Ablehnung/Fehlen von Freunden, Kontakt, Bedürfnis nach Akzeptanz der eigenen Person, Liebe, Geborgenheit, Sorgen und Umsorgen, „dazugehören"

Stabilität, Zuverlässigkeit, Regeln, Ordnung, Gesetze und Grenzen, Freiheit von Angst/Bedrohung/Chaos, Schutz des Arbeitsplatzes und Eigentums, Altersvorsorge, Gesundheit

Durst, Hunger, Sexualität, Bedürfnis nach Bewegung/Erregung/Ruhe, Schlaf, Schutz vor Witterung

Bedürfnisse

Selbstver-
wirklichung

Bedürfnisse nach
Selbstachtung und
Anerkennung

Bedürfnisse nach
sozialem Kontakt

Sicherheits-
bedürfnisse

Physiologische
Grundbedürfnisse

Abb. 3: Maslow'sche Bedürfnispyramide

2.2 Motivation erhalten und lenken

Was tun, wenn keiner mitmacht? Wie werden Mitarbeiter motiviert? Das sind Fragen, die sich wohl die meisten Pflegeleitungen schon einmal gestellt haben. Ohne Zweifel fühlen sie sich für die Motivation innerhalb ihres Teams verantwortlich und werden dafür von ihren Vorgesetzten und auch von den Mitarbeitern verantwortlich gemacht. Doch welchen Einfluss haben Leitungskräfte auf die Motivation ihrer Mitarbeiter? Kann es überhaupt gelingen, zum Beispiel aus einem lustlosen Mitarbeiter einen motivierten zu machen?

Das Wort Motivation geht zurück auf das lateinische Verb *movere*, bewegen, und beschreibt die bewegten Gründe menschlichen Handelns und Verhaltens. Da zielgerichtetes Handeln und Verhalten zu den grundlegenden Eigenschaften des Menschen gehören, ist Motivation, dem eigentlichen Wortsinn entsprechend, immer vorhanden. Das gilt auch in Situationen, in denen sich Mitarbeiter zu verweigern scheinen oder Ablehnung gegen Veränderung zeigen. Der grundsätzliche Wille, Leistung zu erbringen, ist den meisten Menschen eigen. Folgerichtig ist es nicht die Aufgabe von Pflegeleitungen, ihre Mitarbeiter zu motivieren, sondern deren vorhandene Motivation zu erkennen, zu lenken und auszurichten sowie zu erhalten.

Kurz: Führungskräfte sind verantwortlich für die Richtung, die die Motivation ihrer Mitarbeiter nimmt. Doch mit welchen Mitteln lässt sich die vorhandene Motivation erhalten oder gar lenken? Gute Pflegeleitungen erkennen die Stärken und Schwächen ihrer Mitarbeiter und lenken diese gezielt auf neue oder bereits vorhandene Projekte. Es ist eine individuelle Situation, die Menschenkenntnis, Beobachtungsgabe und Empathie verlangt, aber äußerst zielführend seien kann. Motivierend kann es bei dem einen Mitarbeiter sein, ihm die Führung für ein Projekt zu übergeben, ein anderer empfindet Lob und Anerkennung als motivierend oder einfach nur die wertschätzende Anteilnahme an seiner Person. Aufmerksam hinschauen hilft, seine Mitarbeiter zu erkennen, evtl. auch zu erspüren, wenn es mal Probleme gibt und dann den richtigen Weg aufzuzeigen. Motivation steigert sich dadurch, dass Verkrustungen aufgebrochen, Prozesse verbessert und erreichbar werden.

Druck schafft keine Motivation. Motivierend ist der Sog! Man fühlt sich hingezogen zu einer Aufgabe, einer Idee, einem Team. Wer so denkt und fühlt, ist auch motiviert. Wer so führt, führt erfolgreich. Gleichzeitig muss eine Führungskraft die eigene Motivation ständig hinterfragen. Warum bin ich Führungskraft geworden und was verbinde ich damit? Bin ich nur »reingerutscht« in den Job oder fülle ich die Position mit meinem eigenen Werteverständnis aus. Es sollte Ihnen um mehr gehen als nur um die Floskel, »Menschen zu helfen«. Reflektieren Sie! Was verbinden Sie mit Ihrer Rolle als Leitungskraft? Welche Ziele haben Sie? Wenn auch Sie hin und wieder nicht motiviert sind, hilft ein innerer Wertekern, ein eigener Leitsatz, an den Sie sich halten können.

2.2.1 Die fünf Axiome Paul Watzlawick

Paul Watzlawick (1921–2007) war Kommunikationswissenschaftler, Psychologe und Sozialwissenschaftler und als solcher einer der bekanntesten seiner Zeit. Er hat sich intensiv mit Kommunikation, zwischenmenschlichen Konflikten, der Ursache von Missverständnissen und Streitigkeiten beschäftigt, dabei gewisse Regelmäßigkeiten entdeckt und seine Forschungen in fünf Axiomen (Grundsätze) zusammengefasst. Sie helfen, Stolperfallen zu erkennen, eigenes Verhalten zu analysieren und Denkblockaden zu lösen.

Axiom: »Man kann nicht *nicht* kommunizieren«

Alles ist Kommunikation – verbal und nonverbal. Auch wer nicht spricht, gibt Signale von sich. Ein Kompliment verkehrt sich ins Gegenteil, wenn das Gesagte durch verdrehte Augen oder Naserümpfen begleitet wird. Wer andere ignoriert, provoziert eine Befindlichkeit bei seinem Gegenüber. Ein Beispiel: Geht eine Pflegeleitung grußlos an einem Pflegeschüler vorbei oder dreht sich sogar aktiv weg, mag das diesen verunsichern und ihn den ganzen Tag negativ begleiten. Die Gedanken kreisen stundenlang um die vermeintlichen Hintergründe. Man fragt sich, was möglicherweise falsch gelaufen ist.

Axiom: »Jede Kommunikation hat einen Inhalts- und Beziehungsaspekt.«

Die erste Frage hier: Wie stehen die Gesprächspartner zueinander? Denn Informationen vermitteln nicht nur sachliche Inhalte, sondern unterschwellige Botschaften über das Verhältnis der beteiligten Gesprächspartner. Differenzierte Meinungen über die Sachebene werden über die Beziehungsebene ausgetragen. Menschen mit einem eher schlechten Verhältnis zueinander nutzen beispielsweise im Grunde einen sachlichen Informationsaustausch, um unterschwellig einen Konflikt auszutragen oder ihre gesellschaftliche Stellung zu unterstreichen. Das geschieht manchmal bewusst, manchmal unbewusst. Es kann aber auch vorkommen, dass der eine in die Situation etwas hineininterpretiert, was der andere in diesem Fall nicht gemeint hat.

Axiom: »Die Natur einer Beziehung ist durch die Interpunktion der Kommunikationsabläufe seitens der Partner bedingt.«

Es hilft immer Fragen zu stellen, um die Interpunktionen der Mitarbeiter überhaupt erst verstehen zu können.

Wenn sie als Pflegedienstleitung Aufträge erteilen oder Anweisungen geben, ist es sehr hilfreich zu erläutern, was die Hintergründe des Auftrags sind und warum dieser gerade auf diese ggf. kurze und knappe Art vergeben wird. Machen Sie sich klar: Sie leiten das Team und sind damit kein Teil des Teams. Oft sind Leitungskräfte sehr nah dran an den Kollegen – das verhindert die professionelle Distanz und unter Umständen einen klaren Blick auf Tatsachen und Situationen. Ein weiterer wichtiger Tipp: Alle Mitarbeiter müssen gleich behandelt, aber individuell geführt werden. Sympathie, Antipathie, freundschaftliche Verhältnisse – diese Dinge dürfen keinen Einfluss auf die Führungsprinzipien einer Führungskraft haben. Jedem Mitarbeiter kommt dabei aber immer genau die Führung zu, die er entsprechend seines Reifegrades benötigt.

Jede Aktion von der einen löst eine Reaktion auf der anderen Seite aus. Das kann sich hochspielen, zu Fehlern führen, die Situation für alle unerträglich machen bis zu einer Eskalationsstufe, an der sich anscheinend keine Lösung mehr finden lässt.

Axiom: »Menschliche Kommunikation bedient sich digitaler und analoger Modalitäten.«

Paul Watzlawick unterscheidet zwischen digitaler (verbaler) und analoger (nonverbaler) Kommunikation. Die verbale Kommunikation erfolgt über die Sprache, Mitteilungen werden gewöhnlich über die Inhaltsebene vermittelt. Der analoge Teil ist die Körpersprache, die wiederum Informationen auf der Beziehungsebene enthält. Die Aussage: »Ich freue mich, dass Sie wieder gesund sind« klingt zunächst freundlich und positiv. Wird dabei die Stirn gerunzelt, die Nase gerümpft, die Arme verschlossen, verkehrt sich die Aussage ins Gegenteil. Was das Problem noch vergrößert, ist unter Umständen eine falsche Analyse der Situation. Möglicherweise hat die Pflegeleitung nur Schnupfen und rümpft deshalb die Nase, meint es also gar nicht negativ. Der andere interpretiert also die Beziehungsebene falsch. Das ist nur lösbar durch ein aktives Gespräch. Wir interpretieren die Körpersprache unseres Gegenübers intuitiv in einer zehntel Sekunde und gleichen sie mit dem gesprochenen Wort ab. Die Körpersprache toppt immer das gesprochene Wort.

Axiom: »Zwischenmenschliche Kommunikationsabläufe sind entweder symmetrisch oder komplementär.«

Paul Watzlawick definiert hierin, dass es zwischen Gesprächspartnern entweder eine gleichberechtigte Beziehung auf Augenhöhe oder eine mit unterschiedlichen Hierarchiestufen gibt, wie beispielsweise die zwischen Pflegekräften und ärztlichem Personal. Eine Beziehung auf Augenhöhe wird als *symmetrisch*, die mit einem Machtgefälle als *komplementär* beschrieben. Während bei der symmetrischen Beziehungsform eher Gleichheit herrscht, eventuelle Ungleichheiten reduziert werden und die Kommunikationspartner versuchen, ihrem Status gerecht zu handeln, folgen komplementäre Beziehungen anderen Regeln. Zwei Chefärzte unterhalten sich ggf. anders miteinander als wären sie im Gespräch mit einem Assistenzarzt oder einer Pflegekraft. Zu Spannungen kann es kommen, wenn die Führungskraft oberflächlich eine »symmetrische« Zusammenarbeit anbietet, aber komplementär, also unkollegial agiert und beispielsweise nur auf die eigenen Vorteile bedacht ist. Zu Problemen kann es auch kommen, wenn oberflächlich komplementäre Strukturen mit Macht symmetrisch werden. Ein Beispiel: Das durch Harmoniebestreben ignorierte Gefälle zwischen unterschiedlichen Hierarchiestufen schafft nicht automatisch ein Gleichheitsgefühl der Gesprächspartner. Ein Vertrauensverhältnis auf Augenhöhe entsteht also nicht zwangsläufig, nur weil sich Pflegedienstleitung und Stationsleitung duzen. Es kann immer noch sein, dass unterschiedliche Hierarchiestufen den Mitarbeiter vorsichtig machen und Informationen nicht wie gewünscht fließen.

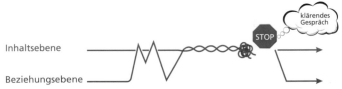

Abb. 4: Inhalts- und Beziehungsebene: Laut Watzlawick kann man sich nicht nicht verhalten. Alles Verhalten ist Kommunikation. Jedes Gespräch hat eine Inhalts- und Beziehungsebene. Die Beziehungsebene trägt die Inhaltsebene. Ist die Beziehungsebene gestört, kann inhaltlich erst dann weitergearbeitet werden, wenn die Beziehung geklärt ist.

> Bevor Sie verunsichert sind, was Ihr Gegenüber eigentlich will und ob Sie ihn wirklich richtig verstanden haben, interpretieren Sie nicht falsch oder fehl, sondern fragen Sie einfach nach: »Was wolltest Du mir mit dieser Aussage sagen?« Durch das Ausleuchten der Aussage Ihres Gegenübers erschließt es sich, ob Sie ihn richtig verstanden haben. So klärt sich vieles auf.

2.2.2 Das Vier-Ohren-Modell

Der Psychologe und Kommunikationswissenschaftler Friedemann Schulz von Thun hat das so genannte *Kommunikationsquadrat* entwickelt. Es ist sein bekanntestes Modell und inzwischen weit über die Grenzen Deutschlands bekannt. Es wird auch als *Vier-Ohren-Modell* oder *Nachrichtenquadrat* bezeichnet. Demnach wird alles, was ein Mensch von sich gibt, vierfach wirksam und interpretiert: Als Sachinformation, Selbstoffenbarung, Beziehungshinweis und Apell. Vierfach »gesendet« kann demnach vom gegenüber auch unter Umständen vierfach »empfangen« werden. Merkwürdig mag es erscheinen, das ein Gegenüber gerade ganz anders hört, als es der Sprechende gemeint hat. Möglicherweise hört er nur über das *Apell-Ohr* oder das *Beziehungs-Ohr*. Das macht ihn verletzlich. Er empfängt möglicherweise eine Botschaft, die so gar nicht gesendet wurde. Hier hilft Selbstreflexion, um festzustellen, mit welchem *Ohr* man selber gerade hört. Umgekehrt gilt auch für den Sprechenden zu erkennen, welche Botschaft beim Gegenüber wirklich ankommen soll.

Ein Beispiel:
Allein die Information eines Mitarbeiters an seinen Kollegen »Die Besprechung war heute aber langatmig« beinhaltet vier einzelne Botschaften:

1. Diese Besprechung hat länger gedauert als erwartet (Sachinformation).
2. Ich mag es nicht, wenn Meetings so zäh verlaufen (Selbstoffenbarung).

3. Ich bin mit der Zusammenarbeit der Kollegen in der Besprechung unzufrieden (Beziehungshinweis).
4. Die nächste Besprechung muss abwechslungsreicher gestaltet werden (Appell).

Der Empfänger kann nun auf vier Ebenen mit diesem einen Satz umgehen und ihn – je nach Stimmung oder der persönlichen Beziehung zu dem Sender – unterschiedlich interpretieren:

1. Auf der Sachinformation: Stimmt das? Ist diese Aussage relevant oder von Belang?
2. Als Selbstoffenbarung: Muss ich mein eigenes Engagement in der Besprechung hinterfragen?
3. Als Beziehungshinweis: Was stört den Kollegen an der Zusammenarbeit in der Besprechung?
4. Als Appell: Will er, dass wir etwas ändern?

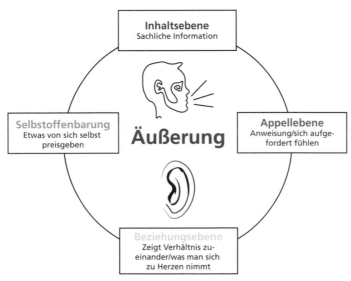

Abb. 5: Das Vier-Ohren-Modell

Auf der Sachebene des Gesprächs steht die Sachinformation im Vordergrund, hier geht es um Daten, Fakten und Sachverhalte. Die Herausforderung besteht also darin, klar und deutlich zu sagen, was gemeint ist. Bei der Selbstoffenbarung offenbart man persönliches, ob man will oder nicht. Der Empfänger filtert es dementsprechend auch durch sein Selbstoffenbarungs-Ohr nach dem Prinzip: Was ist das für einer? Was will er? Die Beziehungsseite zeigt, was der Sender in dem Empfänger sieht. Formulierungen, Gestik und Mimik spielen hier eine entscheidende Rolle. Der Empfänger filtert entsprechend und fühlt sich wertgeschätzt oder abgelehnt. Am Ende steht durch die Appellseite die Einflussnahme des Senders auf den Empfänger.

Dementsprechend kann ein einzelner dahingeplauderter Satz, wenn es schlecht läuft, dramatische Ausmaße annehmen. Es ist wichtig, über die eventuellen Folgen noch so simpler Botschaften zu reflektieren – insbesondere, wenn die Zusammenarbeit gerade schwierig und angespannt ist. Kurz formuliert und zusammengefasst heißt es: Gesagt ist nicht gleich gehört, gehört ist nicht gleich verstanden, verstanden ist nicht gleich einverstanden.

> Egal, wie stressig es ist: Eine Leitungskraft muss sich so weit disziplinieren und im Griff haben, dass sie auch in stressigen Situationen auf ihre Sprache und die Wortwahl achtet. Den Satz: »Sorry, das ist mir nur so rausgerutscht« darf es nicht geben. Ein einmal gesagtes Wort kann nicht zurückgenommen werden.

Ein einfaches Beispiel aus dem Arbeitsalltag einer Station:

Die Stationsleitung (Sender) sagt zur Pflegekraft (Empfänger):
»Der Patient sieht ungepflegt aus.«
Die Sachinformation aus dem Mund des Senders:
»Der Patient ist ungepflegt.«
Die Sachinformation im Ohr des Empfängers:
»Der Patient ist ungepflegt.«

Die Beziehungsebene aus dem Mund des Senders:

>>Weil ich als Führungskraft beurteilen kann, dass der Patient un-gepflegt ist.<<

Die Beziehungsebene im Ohr des Empfängers:

>>Nur weil du jetzt Führungskraft bist, willst du mir sagen, dass ich meine Arbeit schlecht mache?<<

Die Selbstoffenbarung aus dem Mund des Senders:

>>Ich schaue immer genau hin.<<

Die Selbstoffenbarung im Ohr des Empfängers:

>>Ich habe eine schlechte Grundpflege durchgeführt, weil heute mor-gen so viele Neuaufnahmen anstanden.<<

Der Appell aus dem Mund des Senders:

>>Sag mir bitte, wie das passieren konnte!<<

Der Appell im Ohr des Empfängers:

>>Mach das nächste Mal deine Arbeit richtig!<<

Gerade in Bezug auf den deutlichen Unterschied im gesendeten und empfangenen Appell wird hier schön sichtbar wie wichtig es ist, auch als Führungskraft darauf zu achten, wann und wie ich Dinge anspreche. Muss ich jetzt erwähnen, dass der Patient ungepflegt ist? Ist das gerade der richtige Ort und die richtige Zeit dafür? Wie wichtig und wie dringlich ist es, dies jetzt zu tun? Welche Worte wähle ich am besten, um Missverständnissen vorzubeugen?

2.2.3 Das Johari-Fenster

Wie im Vier-Ohren-Modell erläutert, wird Kommunikation erschwert durch die vier Botschaften, durch die Informationen und Gespräche gefiltert werden. Eine weitere Ursache für die unterschiedlichen Wahrnehmungen von Gesprächsinhalten ist die Diskrepanz zwischen Selbst- und Fremdwahrnehmung. Sie führt bei jedem Menschen zu einem mehr oder weniger großen blinden Fleck. Dieser beschreibt Bereiche des Verhaltens, die von anderen sehr wohl wahrgenommen werden, einem selbst aber unbekannt sind. Das Modell des Johari-Fensters, 1955 entwickelt von den amerikanischen Sozialpsychologen Joseph Luft und Harry Ingham, ver-

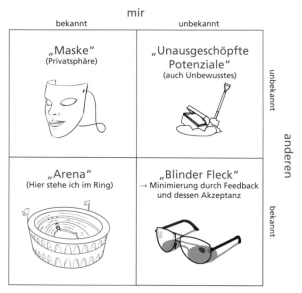

„Maske"
(Privatsphäre)

„Unausgeschöpfte
Potenziale"
(auch Unbewusstes)

„Arena"
(Hier stehe ich im Ring)

„Blinder Fleck"
→ Minimierung durch Feedback
und dessen Akzeptanz

anderen

unbekannt

bekannt

Abb. 6: Das Johari-Fenster: Wissen um meine Verhaltensweisen

anschaulicht deutlich die Selbst- und Fremdwahrnehmung bekannter und unbekannter Persönlichkeits- und Verhaltensmerkmale.

Auch wenn Themen wie Selbstreflexion und Selbsterkenntnis, für das Gelingen in Teams, Systemen oder gar gesellschaftlichen Ebenen ohne Frage eine hohe Bedeutung zukommt, ist es schwer bis unmöglich, alles über sich selber zu wissen, seine Verhaltensweisen oder die Wirkung auf andere zu kennen. Dennoch ist es hilfreich für eine gelungene Kommunikation, diese Lücken ein Stück weit zu schließen. Das Johari-Modell kann genutzt werden, um die Selbst- mit der Fremdwahrnehmung abzugleichen, Zusammenhänge zu erkennen und das Verständnis untereinander zu optimieren.

Die vier Felder teilen sich in

- *Die Arena:* der öffentliche Bereich, unser Schaufenster. Diese Verhaltensmuster sind uns und anderen bekannt, wir fühlen uns sicher. Beispiel: Jemand ist detailversessen. Der Mensch selber und alle Kollegen wissen um diese Eigenart und haben gelernt, damit umzugehen.

- *Die Maske:* der *geheime* Bereich. Persönlichkeitsmerkmale, die andere nicht kennen und die bewusst privat und verborgen gehalten werden. Beispiel: unerträgliches Lampenfieber vor öffentlichen Vorträgen, das man geheim hält.
- *Der blinde Fleck:* andere wissen etwas über mich, was mir selber unbekannt bzw. nicht bewusst ist. Beispiel: ich habe in bestimmten Gesprächssituationen eine überaus dominante Art. Dieses Verhalten ist mir nicht bewusst, aber wirkt auf andere einschüchternd.
- *Nicht ausgeschöpfte Potentiale:* Diese Bereiche sind weder mir noch anderen bekannt. Beispiel: »Wenn wir uns austauschen, könnten wir miteinander entdecken, was wir noch gemeinsam bewegen könnten.«

Durch Übungen, Gespräche, Feedbackrunden kann das Johari-Fenster genutzt werden, um die Zusammenarbeit einer Gruppe zu erleichtern und das Verständnis für sich und andere zu erhöhen. Im Grunde geht es darum, die individuellen Größenverhältnisse zu verändern. Wer seinen blinden Flecken beleuchtet, in dem er andere um Feedback bittet und dadurch kennenlernt, verkleinert ihn. Das kann Auswirkungen haben auf Arena und Maske – so es gewollt ist. Erfährt die im oberen Beispiel genannte Person von Dritten, dass ihre dominante Art andere einschüchtert und hemmt, kann sie mit einer entsprechenden Motivation dieses Verhalten bewusst ändern und dadurch beispielsweise die Offenheit der Gruppe erhöhen.

Natürlich ist es nie einfach, sich der Kritik anderer auszusetzen. Aber eine Veränderung der Verhaltensmuster bedeutet zwangsläufig, sich diesen Situationen stellen zu müssen, um daraus zu lernen. Bitten Sie regelmäßig Freunde oder Kollegen, denen Sie vertrauen, zu Feedbackrunden, die erläutern, wie Sie auf andere wirken. Hier kann auch die Hilfe eines professionellen Coachs nützlich sein. Vertrauen Sie auf sich. Niemand wird als Leitungskraft geboren. Es ist ein Prozess, der Sie wachsen lässt, wenn Sie an sich arbeiten.

2.2.4   Transaktionsanalyse

Die Transaktionsanalyse kommt aus den 1980iger Jahren und beschreibt ein Kommunikationsmodell mit psychoanalytischem Hintergrund. Im Kern geht es darum, dass ein Sender die Möglichkeit hat, aus drei Ich-Bereichen zu kommunizieren.

Aus dem

- Eltern-Ich
- Erwachsenen-Ich
- Kind-Ich

Kommuniziert jemanden aus dem Eltern-Ich, kann es das nährende Element sein: »Hol Dir jetzt die Medikamente«. Oder auch das strafende Eltern-Ich: »Wenn Du das nicht machst, dann passiert das und das …«

Das Erwachsenen-Ich ist die Sendeform auf sachlicher, neutraler Ebene, auf der Botschaften klar und deutlich rübergebracht werden.

Beim Kind-Ich wird unterschieden zwischen dem spielenden, trotzigen und schmollenden bzw. jammernden Verhaltensmuster.

Diese verschiedenen Ich-Zustände, aus denen gesendet wird, treffen beim Gegenüber auch wieder auf drei Ich-Zustände in gleicher Weise. Spannend ist dann die Reaktion: Sendet eine Führungskraft aus dem Eltern-Ich, dies kann *strafend* oder *nährend* sein, kann er seinen Gesprächspartner in das Kind-Ich mit den entsprechenden Reaktionen treiben. Klassische Aussagen wären beispielsweise: Lassen Sie uns das mal zusammen machen. Oder: Was haben Sie sich denn dabei gedacht?

Agiert jemand aus dem Kind-Ich, kann er eine Reaktion aus dem Eltern-Ich provozieren. Zu den Kind-Ich-Reaktionen gibt es drei Ausprägungen:

- Das spielende Kind-Ich. Beispiel: »Können wir das nicht zusammen machen? Es muss auch nicht jetzt sein, wir können ja erst mal einen Kaffee trinken.«

- Das trotzige Kind-Ich. Beispiel: »Nein! Das schaffe ich bis dahin auf keinen Fall! Ich habe ja auch noch andere wichtige Sachen auf dem Tisch.«
- Das jammernde Kind-Ich. Beispiel: »Wie soll das denn alles gehen? Bei mir brennt es an allen Ecken. Und da geht es mir auch nicht alleine so!«

Streben Sie immer eine Kommunikation auf dem Erwachsenen-Ich an oder lernen Sie zu erkennen, welche *Spiele* mit Ihnen gespielt werden. In der Reflexion sollten Sie sich klar machen, aus welchem *Ich* der Andere angesprochen wurde. Ist die Reaktion anders als erwartet, könnte es daran liegen, dass die Ansprache nicht förderlich war oder sogar der Auslöser für diese unerwartete Reaktion.

Soweit die theoretischen Grundlagen, die das Führen von Gesprächen lohnenswert machen und erleichtern.

3 Gesprächstechniken –
richtig erkennen und einsetzen

»Die Wahrheit ist immer konkret«
Berthold Brecht Dramatiker, Librettist und Lyriker (1898–1956)

So wie es Leitlinien in der richtigen Pflege eines Patienten gibt, gibt es Leitlinien zur Gesprächsführung. Die Theorie hilft hier bei der praktischen Umsetzung. Gerade vor einem schwierigen Gespräch ist es wichtig, sowohl die theoretischen als auch die praktischen Leitfäden in der Vorbereitung zu kennen und dementsprechend zu berücksichtigen. Auch wer viel weiß, kann nicht einfach alles umsetzen und tun. Mit den Leitfäden wird jedes Gespräch einfacher.

3.1 Vor jedem Gespräch:
Die richtige Atmosphäre schaffen

Ein Gespräch wird dann erfolgreich, wenn die Atmosphäre, die Umgebung und der Rahmen passen. Wenn eine Leitungskraft eine Pflegekraft zum Gespräch bittet oder zitiert, fühlt der Gerufene unter Umständen Stress: Was will meine Leitung von mir? Habe ich einen Fehler gemacht? Hoffentlich keine Veränderung. Bekomme ich jetzt noch mehr Arbeit? Das alles und noch viel mehr könnte dem Mitarbeiter durch den Kopf gehen. Gerade, wenn der Marschbefehl unerwartet kommt. Je nach Charakter der Grundbeziehung ist der Stresslevel größer oder geringer. Die Leistung der Führungskraft sollte jetzt darin bestehen – unter Aufrechterhaltung der eigenen Werte, der angestrebten Ziele und Standards – sich dem Verhaltensstil des Mitarbeiters anzupassen und so den Stresslevel zu senken. Bleibt das Stressgefühl hoch, verharrt der Mitarbeiter unter Umständen in einer Abwehrzone, hört nicht zu, fühlt sich unwohl und kann das Gespräch als Belastung empfinden. In der Komfortzone wird er das Gespräch und die Inhalte eher als angenehm empfinden und sich mit den Botschaften und Ideen der Inhalte positiv auseinandersetzen. Deshalb gilt es immer, vorher zu prüfen, wer zum Gespräch kommt: ist die Person eher laut oder leise, schnell oder langsam, offen ist oder schüchtern oder an der Sache oder am Miteinander interessiert. Darauf ausgerichtet werden die Anliegen kurz, knapp und präzise, ausführlicher oder in ruhiger und möglichst angenehmer Atmosphäre vermittelt.

Gerade wenn der Mitarbeiter keine Zeit hatte sich auf ein Gespräch vorzubereiten, weil er spontan zum Gespräch gerufen wurde oder überhaupt längere Gespräche zwischen Führungskraft und Mitarbeiter nicht gewohnt ist, kann es hilfreich sein, vor Beginn des Gesprächs Ängsten und Sorgen den Wind aus den Segeln zu nehmen, indem man betont, dass man auf einen offenen und lockeren Austausch zwischen Führungskraft und Mitarbeiter wert legt und es ganz normal ist, dass Themen zusammen besprochen werden. Auch dass geäußerte Kritik keine Bedrohung oder Abwertung darstellt, sondern man gemeinsam an besserer Zusammenarbeit und Verbesserung von Prozessen geht, ist zu Beginn förderlicher als ein schnelles »Kommst du mal, wir müssen reden« und anschließend mit der Tür ins Haus zu fallen.

Auch die Sitzordnung kann dafür sorgen, Gesprächskomfortzonen und damit ein zugewandtes Gegenüber zu schaffen. Je nachdem, um welche Art von Gespräch es sich handelt, kann allein die Anordnung der Stühle deutlich machen, wie ernst die Situation ist. Ein runder Tisch sorgt in der Regel für mehr Wohlgefühl als ein eckiger. Wer zu zweit sitzt, schafft mit einer Übereck-Anordnung mehr Nähe als mit dem sachlichen, aber distanzierterem Visavis. Je entspannter, angepasster und psychologisch abgestimmter die Atmosphäre, desto größer die Aussicht auf Erfolg.

Bei allen Gesprächen spielt aber immer das individuelle Verhaltensprofil eine entscheidende Rolle: Wer es gern klar strukturiert mag, braucht keine übermäßige Kuschelatmosphäre. Manche Menschen dagegen benötigen eine Aufwärmphase und lieben es, Gespräche mit – gern auch privatem – Small Talk zu beginnen. Wieder andere brauchen Zahlen, Daten und Fakten bis in kleinste Details, um sich sicher zu fühlen. Diese Bedürfnisse zu bedienen, sich darauf einzustellen, vorzubereiten und im Gespräch darauf einzuschwingen, bedeutet es dem Verhaltensstil des Gegenübers gerecht zu werden.

Die Führungskraft sollte in der Lage sein, ihre Mitarbeiter dahingehend einzuschätzen.

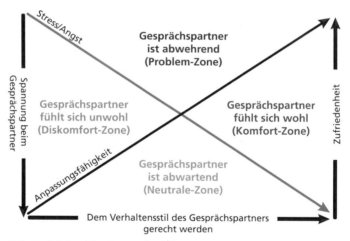

Abb. 7: Erfolgreiche Gespräche führen

- Bei geringer Anpassungsleistung der Führungskraft und einem gewissen Stressempfinden beim Mitarbeiter befindet sich dieser eher in der Diskomfort-Zone. Er ist verunsicherheit, macht sich Sorgen, weiß nicht, was ihn erwartet. Spannungen brodeln vielleicht unter der Oberfläche, an eine konstruktive Lösung wird eher nicht gedacht.
- Bei eigener geringer Anpassungsleistung und hohem Stresslevel beim Gegenüber befindet sich der Gesprächspartner in der so genannten Problem-Zone. Etwaige Differenzen und Konflikte

treten offen zutage. Er reagiert abwehrend und abweisend. Es kann laut und emotional werden. Für rationale Argumente ist kaum noch Platz oder durchkommen. Eine konstruktive Lösung gerät vollständig aus dem Fokus.

- Bei mäßiger Anpassungsleistung und Absenkung des Stresses, den das Gegenüber empfindet, erreicht das Gegenüber die Neutrale Zone. Hier ist das Verhalten eher abwartend.
- Erst wenn die Anpassungsleistung durch die Führungskraft maximiert wird und Stress und Ängste des Gegenübers in hohem Maße aufgefangen werden können, fühlt sich der Gesprächspartner wohl. Erst dann befindet er sich in der Komfortzone – das Gespräch ist angenehm und führt zu dem gewünschten Ergebnis.

Allen Bemühungen zum Trotz kann es zu Situationen und Konflikte kommen, für die es einfach keine Lösung gibt. Führungskräfte müssen lernen zu erkennen, wann Schluss ist. Ist das Ende erreicht und keine Einigung in Sicht, helfen zunächst weitere Gespräche, später das Hinzuziehen eines Dritten, z.B. der nächsthöhere Vorgesetzte. Wenn nichts mehr geht, kann eine Mediation versucht werden oder im äußersten Falle eine Trennung oder eventuell sogar eine gerichtliche Lösung.

> Senken Sie den Stress-Level Ihres Gesprächspartners, indem Sie ihn dort abholen, wo er steht. Halten Sie dennoch Ihre Ziele, Standards und Werte stets aufrecht. Sie können beispielsweise einem Mitarbeiter zugestehen, dass er sich einen neuen Pflegestandard in Etappen erarbeitet, machen sie aber immer klar, was der Anspruch ihrerseits an seine Arbeit ist, den er langfristig erreichen soll. Auch hier gilt es wieder Führungsprinzipien und Reifegrade zu berücksichtigen.

3.2 Du oder Sie – das Dilemma mit der richtigen Ansprache

»Lieber ein warmes Sie als ein kaltes Du«
(Werner Fleischer)

In gut eingespielten Teams sorgen das unkomplizierte *Du* und die direkte Anrede mit dem Vornamen für eine lockere Atmosphäre und ein Zusammengehörigkeitsgefühl. Mit dem Duzen gibt es in der Regel keine Probleme, solange hierarchische Strukturen keine Rolle spielen und die Altersstruktur homogen ist. Auch für Kollegen, die neu in solche Teams kommen, ist es meist selbstverständlich, sich schnell an das allgemeine *Du* anzupassen.

Aber wie sollte es eine Pflegeleitung mit dem »Du« halten? Vor allem, wenn eine Beförderung aus den eigenen Reihen erfolgte und aus den ehemaligen Kollegen so Mitarbeiter werden, die es zu führen gilt? Welche Anrede wählt eine neu dazugekommene Pflegeleitung? Sollte gleich das *Du* angeboten werden oder doch lieber das distanziertere *Sie* die Anrede bleiben? Während sich diese Fragen im angloamerikanischen Sprachraum erst gar nicht stellen, da dort das hierarchieübergreifende *Du* völlig selbstverständlich ist, ohne das Ziel oder die vorhandenen Strukturen aus den Augen zu verlieren, gibt es in der deutschen Sprache und Kultur hingegen einige Klippen. Beispielsweise denkt ein Mitarbeiter aufgrund des *Du* vielleicht, Anweisungen nicht folgen zu müssen. Führungskräfte hingegen könnten glauben, Mitarbeiter, die sie duzen, zusätzlich belasten zu dürfen. Generell gilt: Ein einmal angebotenes *Du* kann nicht wieder aufgehoben werden. Erst recht nicht von einem Leiter, der aus den eigenen Reihen befördert wurde (Kaminaufstieg, siehe Band 1) und nun merkt, dass ihm das Duzen seiner bisherigen Kollegen die Wahrnehmung und Ausübung seiner neuen Führungsrolle erschwert.

Solchen Schwierigkeiten können *Abnabelungsgespräche* (siehe Band 1) vorbeugen. Sie werden vom neuen Leiter mit jedem ehemaligen Kollegen geführt und verdeutlichen, was die Beförderung für die weitere Zusammenarbeit bedeutet: Bei allem Respekt vor gemeinsamen Erfahrungen gilt das letzte Wort der Führungskraft.

Kommen neue Mitarbeiter ins Team, hat der Leiter die Möglichkeit, sie zu siezen. Dieser Unterschied sollte allerdings in der Ansprache geklärt werden und deutlich machen, dass die Anrede mit *Sie* keine Herabsetzung oder einen Nachteil darstellt. Für Leitungskräfte, die von außen auf eine Station kommen, auf der es üblich ist, sich zu duzen, empfiehlt es sich, genau zu überlegen, ob sie ihren Mitarbeitern das *Du* anbieten möchten. Häufig verleiten Unsicherheiten im Führungshandeln dazu, sich durch das *Du* einen vermeintlichen Schonraum zu verschaffen, der Nähe und Vertrauen suggeriert.

Dabei sollte jedoch nicht vergessen werden, dass Beziehungen zwischen Leitungskraft und Mitarbeitern durch die vertrautere Anrede schneller an Profil verlieren können und sich die Balance zwischen Nähe und Distanz unweigerlich verschiebt. Wird das *Du* von einem oder mehreren Mitarbeitern ausgenutzt, ist von Seiten der Pflegeleitung unmittelbar ein klärendes Gespräch nötig, um eindeutig klarzustellen, dass bei allem Vertrauen auch Respekt gegenüber der Rolle als Führungskraft erwartet wird.

In einer Klinikkultur, in der das *Du* vorherrscht, ist es unter Umständen schwierig bis unmöglich, sich zu entziehen und das Du dauerhaft zu verweigern. Dann allerdings wird die Konzentration auf das konsequente und aktive Führungshandeln umso wichtiger.

In letzter Konsequenz unterscheidet erfolgreiche Führung nur wenig zwischen *Du* oder *Sie*. Sie ist vielmehr eine generelle Herausforderung, die von der gewählten Anrede im Grunde nicht so sehr beeinflusst wird. Stattdessen will Führung Einfluss nehmen und gemeinsam Ziele erreichen. Dafür müssen die Mitglieder des Teams gleichermaßen wertgeschätzt und wahrgenommen werden – unabhängig vom *Du* oder *Sie*. Beim alltäglichen Umgang auf einer Station kann durchaus ein warmes *Sie* deutlich zielführender sein als ein kaltschnäuziges *Du*.

3.3 Worte wiegen schwer – Training des Vokabulars

»Sprache ist der Schlüssel zur Welt.«
Wilhelm von Humboldt, Gelehrter, Schriftsteller und Staatsmann (1767–1835)

Sprache ist der Schlüssel, um andere zu erreichen, und Worte sind die Steine, auf denen gegangen wird. Je weniger Worte wir benutzen, desto schmaler ist der Weg. Diese Metaphern machen deutlich, wie wichtig für eine Führungskraft ein breit aufgestelltes Vokabular, eine gesunde Allgemeinbildung und der Kontakt zu anderen Menschen sind. Wem die richtigen Worte fehlen, der hat weniger Möglichkeiten zu führen. Gerade beim Thema Gefühle haben manche Leitungskräfte nur eine Handvoll Vokabeln parat, die sich im hohen Vehemenzbereich der Emotionen befinden: z. B. wütend, verärgert, stinksauer, enttäuscht. Das ist dann eventuell nicht verhältnismäßig gegenüber dem Mitarbeiter oder der Situation. Leitungskräfte sollten ihr Vokabular erweitern und trainieren, um in der Lage zu sein, in unterschiedlichen Situationen passende Worte zu verwenden. Es ist wichtig, Gefühlshierarchien zu kennen und sie adäquat und verhältnismäßig zur Situation einsetzen zu können.

Gleichzeitig können Worte nachhaltig wie Steine verletzen, werden sie unachtsam geworfen. Ein einmal ausgesprochenes Wort kann nicht mehr rückgängig gemacht werden. Das kann zu erheblichen (seelischen) Verletzungen oder Missverständnissen führen, die nachhaltig Wirkung zeigen. Deshalb sind nicht nur ein breites Vokabular, sondern auch ein Gefühl für Sprache, Worte und deren Wirkung wichtig im täglichen Umgang miteinander.

Die Pyramide (▶ Abb. 8) stellt in drei Stufen beispielhaft unterschiedlich starke negative und positive Emotionen dar, mit denen man seine eigenen Gefühle in einer bestimmten Situation beschreiben kann. Wichtig ist: Wer nur einen Hammer hat, für den ist jedes Problem ein Nagel d. h. es kommt darauf an, die eigenen Gefühle und ihre Intensität mit einem verhältnismäßig passenden Wort auszudrücken: Wird jeder Kleinigkeit seitens der Führungs-

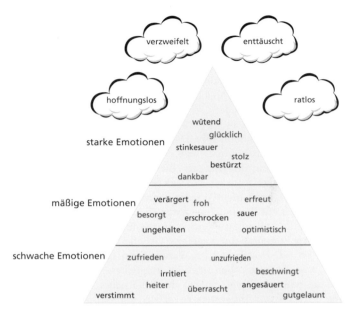

Abb. 8: Gefühlshierarchie

kraft mit der Aussage »Ich könnt schon wieder wütend werden« begegnet, kann das auf Dauer dazu führen, dass der Begriff an Wirkung verliert, weil er zu häufig und unpassend gebraucht wurde. Geht dann im eigenen Team irgendwann der Satz um: »Und? War sie wieder wütend?« hat auch die Führungskraft mit ihren Worten an Strahlkraft und Wirkung verloren. Noch ein Tipp: Ent-täuscht zu sein – mit vollem Bewusstsein mit Bindestrich geschrieben – kann von anderen als eine sehr vernichtende Aussage wahrgenommen werden, geht sprachlich häufig mit dem Gefühl eines großen Vertrauensverlusts einher und sollte daher nur mit besonders viel Bedacht gebraucht werden. Für sich selbst kann man sich merken: Ent-täuschung ist genaugenommen sogar etwas Positives: Man war einer Täuschung unterlegen und sieht jetzt klarer. Begriffe wie »verzweifelt«, »hoffnungslos«, »ratlos« sollten als Führungskraft gänzlich gegenüber dem Team vermieden werden, denn gerade in den schwierigsten Situationen schaut ein Team auf sie im Hinblick auf Orientierung, Führung und einen gesunden und konstruktiven Optimismus im Angesicht einer Krise, dass sie eine Lösung finden werden. Dass sie aber über mögliche Optionen erst nachdenken müssen und etwas Zeit brauchen, dürfen sie dagegen immer sagen.

In diesem Zusammenhang stoßen wir auch immer wieder auf die Unworte »man«, »aber«, »eigentlich«, »warum«.

»Warum?« gilt als inquisitorische Frage und suggeriert, dass es nur eine einzige Antwort gibt. Das wiederum kann den Gesprächspartner blockieren, wenn er mehrere Antworten auf eine Warum-Frage hätte und in der Folge zu einer Übersprungsreaktion führen und eine patzige Antwort provozieren (»Wieso fragen Sie mich das? Weiß ich doch nicht!«) Jeder kennt die Phase kleiner Kinder, die nur noch mit Warum-Fragen nerven.

»Warum?« ist demnach keine optimale Frageform, da der Klinikalltag viele komplexe und vielfältige Gründe hat, wieso etwas so gelaufen ist, wie es gelaufen ist. Warum kann ersetzt werden durch »Wie kam es dazu? Was sind die möglichen Ursachen? Welche Gründe sehen Sie …?«. So hat der Mitarbeiter die Möglichkeit, eine Vielzahl an Antworten zu geben und wird nicht in eine Schmalspur-Antwort gedrängt.

Mit der Vokabel »man« verstecken wir uns hinter Floskeln und Allgemeinplätzen und übernehmen keine Verantwortung. Es ist wichtig, dass eine Führungskraft weiß, sagt und durchsetzt, was sie will. Hier geht es nicht um »man«, sondern um das »Ich«. In diesem Zusammenhang wird auch der Krankenhausplural gern benutzt. »Wir müssten mal, wir sollten mal, wir müssen unbedingt …« Dahinter ist ein Appell versteckt. Die Frage ist dann, wer ist das wir? Besser ist auch hier ein »Ich« oder das Benennen eines festen Teams. Wir, das Team! Ansonsten bitte auch hier lieber in der Ich-Form sprechen: »Ich möchte, dass dies und jenes passiert.« usw.

An dem Wort »aber« ist schön zu sehen, wie sich die Sprache gesellschaftlich weiterentwickelt hat: In den 1980er Jahren wurde das Wort im Vertrieb noch trainiert, um Gegenargumente des Kunden zu entkräften. Heute gilt das Wort »aber« als Bremse. Wer es benutzt, schmeißt mit diesen vier Buchstaben alles um, was im ersten Teil des Satzes gesagt wurde und entkräftet die Aussage. Es ist in vielen Situationen förderlicher, das »aber« im Gespräch beispielsweise durch ein »und« zu ersetzen. Das ist konstruktiv und treibt ein Gespräch voran, anstatt es auszubremsen.

Das Wort »eigentlich« oder der Konjunktiv »würde« sind so genannte Weichmacher: jemand will sich mit seiner Aussage festlegen und hält sich ein Hintertürchen offen.

»Eigentlich würden wir ja gern, aber ...« ist ein Satz, der alles in Frage stellt. Verzichten Sie auf diese Worthülsen. Dann werden Ihre Aussagen und Ihre Position klarer.

Erkennen Sie, ob eine zu softe Formulierung die gewünschte Klarheit und Aussagekraft Ihrer Botschaft schmälert. Lernen Sie, dass Sie mit klaren Statements besser fahren. Wählen Sie Worte, die Ihre Gefühlswelt beschreiben mit Bedacht und im angemessenen Verhältnis zur Intensität Ihrer emotionalen Verfassung. Reflektieren Sie eine Situation und nutzen Sie Ihre neuen Erkenntnisse nach Bedarf.

3.4   Aktiv Zuhören

Aktives Zuhören spielt in jedem Gespräch eine wichtige Rolle und ist wesentlicher Bestandteil einer guten Gesprächsführung. Nicht nur, dass wir dem Gegenüber mit Respekt begegnen, wenn wir uns auf ihn und seine Botschaften konzentrieren. Es hilft auch, Problemstellungen zu erkennen, Kollegen wertzuschätzen und Konflikten aktiv gegenzusteuern. Leider kommt das Zuhören oftmals zu kurz. Das kann daran liegen, dass ein Gesprächspartner über die gleich anzubringenden Argumente nachdenkt, während der andere noch spricht. Er bekommt also gar nicht mit, dass der andere möglicherweise schon wertvolle Lösungen, Ideen und Pläne präsentiert. Dadurch ist das Erlernen des aktiven Zuhörens und des Verstehens eine wertvolle Chance, dem anderen Raum zu geben.

Die wichtigsten Instrumente für aktives Zuhören:

- Die innere Haltung, wirklich zuhören zu wollen.
- Eine offene und positive Körpersprache.
- Mit eigenen Worten wiederholen, was der andere gesagt hat (paraphrasieren).
- Gefühle spiegeln (emotionale Gesprächsinhalte formulieren).
- Gezielte Fragen stellen.
- Die Inhalte und Ergebnisse zusammenfassen.
- Absprachen treffen.
- Perspektiven aufzeigen.

Aktives Zuhören besteht aus festen Regeln:

- *Haltung:* »Ich interessiere mich für dich und deine Fragen. Du bist mir wichtig.«
- *Körpersprache:* Offene, zugewandte Haltung, Kopfnicken, verbale Zustimmung wie ein kurzes »Ja« oder »Hm«.
- *Paraphrasieren:* Mit eigenen Worten die Inhalte des Gespräches in Abständen wiederholen, um Missverständnisse zu vermeiden.
- *Zusammenfassung:* Ein inhaltliches Fazit ziehen.
- *Emotionen erkennen und spiegeln:* Die zwischen den Worten versteckten Gefühle des Gesprächspartners erkennen, spiegeln, d. h. in Worte fassen.
- *Fragen:* Mehr fragen als sagen. Offene Fragen stellen anstatt geschlossener. Einsatz systemischer Fragen, die den Gesprächspartner sich aus der IST-Situation herausdenken lassen in die Zeit, die durch Lösungen geprägt ist, z. B. »Angenommen in 14 Tagen ist das Miteinander mit Ihrem Kollegen konstruktiv: Was haben Sie dann dazu beigetragen?«
- *Absprachen:* Klare und konkrete Vereinbarungen über die nächsten Schritte treffen.
- *Perspektiven:* Transfer in den Alltag herstellen und Wertschätzung vermitteln.

...wahrgenommen.

Wahrgenommen heißt noch lange nicht...

...gemeint.

Gemeint heißt noch lange nicht...

...gesagt.

Gesagt heißt noch lange nicht...

...gehört.

Gehört heißt noch lange nicht...

...verstanden.

Verstanden heißt noch lange nicht...

...zugestimmt.

Zugestimmt heißt noch lange nicht...

...umgesetzt.

**Ich muss versuchen, die Botschaft des anderen
zu verstehen.**

„Aktives Zuhören" ist notwendig, d.h.
- (Offene) Fragen stellen
- Paraphrasieren
- Gefühle spiegeln

Abb. 9: Die Verantwortung des Empfängers in der Kommunikation

3.5 Ich-Botschaften

Der Begriff stammt ursprünglich von dem US-amerikanischen Psychologen Thomas Gordon. Für ihn waren Ich-Botschaften in erster Linie authentische und bewertungsfreie Selbstoffenbarungen. Ich-Botschaften und aktives Zuhören sind wesentliche Bestandteile seiner Theorien und bilden den Kern eines jeden Gesprächs.

Im Wesentlichen geht es in einem Feedbackgespräch darum, deutlich Wahrnehmung, Wirkung und Wünsche bzgl. des Leistungs-, Sozial- oder Führungsverhaltens eines Mitarbeiters in einer Situation zu beschreiben:

- »Ich habe wahrgenommen, dass ...« Zahlen, Daten, Fakten neutral benennen, ohne Bewertung des Sachverhaltes.
- »Ich habe mich geärgert, dass ...« Beschreiben, welche Gefühle das Verhalten des Mitarbeiters bei mir als Leitungskraft auslöst (beispielsweise Irritation, Besorgnis, Überraschung, Ärger, ...).
- »Ich wünsche mir von Ihnen, dass ...« kurz-, mittel- oder langfristige Erwartungen an den Mitarbeiter konkret formulieren.

3.6 Paraphrasieren

Beim Paraphrasieren werden die gesprochenen Worte des Gegenübers wiederholt. Es mag verwirren, ist aber hilfreich, um wirklich zu verstehen, was gemeint ist und Fehler zu vermeiden. Es bedeutet sich zu vergewissern, ob ich den anderen richtig verstanden habe. Der Gesprächspartner hat unmittelbar die Möglichkeit, Aussagen zu berichtigen oder eindeutiger zu erklären. So werden Wahrnehmungsfehler rechtzeitig erkannt und korrigiert.

Der Praxisanleiter kommt stöhnend ins Leitungsbüro und erklärt, dass es fürchterlich anstrengend mit dem neuen Auszubildenden sei, er permanent nicht nachvollziehbare Fragen stelle, keine Lust aufs Arbeiten am Patient habe und schon gar nicht unangenehme Tätigkeiten erfülle. Dazu noch untätig in der Ecke stehe und möglichst immer früher nach Hause gehe, als es eigentlich vom Dienstplan her vorgesehen wäre.

Die Reaktion der Pflegeleitung, wenn paraphrasiert wird: Habe ich Dich richtig verstanden? Er ist unmotiviert, nicht ausreichend theoretisch ausgebildet und zeigt kein Engagement?

So wird bei diesem schwierigen Thema einem Missverständnis vorgebeugt und der Sprecher hört einmal selber seine eigene Aussage. Das gibt ihm eine hilfreiche Distanz zur Situation.

Erschwerende Faktoren
Beim Zuhörer:

- ist nicht vollständig auf das Thema konzentriert,
- denkt schon an seine Antwort, während der andere noch spricht,
- kann nicht vollständig wiederholen und vergisst, was gesagt wurde,
- hört nur selektiv, also Details, die ihn selbst interessieren und erfasst somit nicht den komplexen Zusammenhang,
- denkt die Gedanken des Redners weiter und interpretiert so mehr hinein, als der Redner ursprünglich sagen wollte,
- unterbricht an der falschen Stelle,
- das Gesagte ist ihm nicht vertraut und er kann es nicht in ein Denkschema einordnen.

Beim Redner:

- organisiert seine Gedanken nicht, bevor er spricht,
- drückt sich ungenau aus,
- versucht, zu viele Themen und Inhalte in eine Aussage zu bringen,
- bringt zu viele unterschiedliche Ideen ein, die den Zusammenhang nicht erkennen lassen,

- redet immer weiter, ohne die Auffassungsgabe des Zuhörers abzuschätzen,
- überhört bestimmte Punkte aus der Antwort seines Gegenübers und antwortet daher nicht aktuell.

> Es wird einfacher, wenn das eigene Gesprächsverhalten ab und zu persönlich reflektiert und an der Verbesserung gearbeitet wird.

3.7 Wer fragt, der führt: Die richtigen Fragen stellen

Wer fragt und dann zuhört, erfährt mehr als der Redner. Persönliche Reflexion und die Optimierung der eigenen Gesprächsführung bestätigt: Wer fragt führt. Eine gut gestellte Frage ist mitunter mehr wert als eine spontane Lösungsidee. Das ist eine alte Weisheit, die sich auch im Klinikalltag immer wieder bestätigt. Wer erfahren will, was los ist, wo die Schwierigkeiten liegen und wie die Stimmung auf einer Station wirklich ist, sollte lernen, die richtigen Fragen zu stellen.

Grundsätzlich gibt es zwei Arten von Fragestellungen: offene und geschlossene.

Geschlossene Fragen können in der Regel mit einem einfachen Ja oder Nein beantwortet werden. Erfordert die Antwort tatsächlich nur eine kurze und klare Antwort, ist diese Fragestellung sinnvoll.

Beispiele: »Ist die Post angekommen?«, »Funktioniert das KIS wieder?«, »Hat der Patient Fieber?«

Bei Problemstellungen allerdings, wirken geschlossene Fragen eher negativ auf das Betriebsklima und könnten wenig Interesse signalisieren bzw. den Gesprächspartner in eine defensive Position treiben, die er als unangenehm empfindet.

Geschlossene Fragen:

- »Ist es richtig, dass Sie Dienstag zu spät gekommen sind?«
- »Erledigen Sie die Aufgaben bis zum 15. August, wie wir es besprochen haben?«
- »Haben Sie Spaß und Lust, dieses Projekt zum Ziel zu führen?«

Offene Fragen dagegen führen zu mehr Information, signalisieren dem Gesprächspartner Interesse, lassen Spielraum für Antworten und beeinflussen das Gesprächsklima positiv. Sie werden in der Regel mit W-Worten eingeleitet: wie, was, welche, wo, wann …

- »Was sind die Gründe, dass Sie Dienstag zu spät gekommen sind?«
- »Was brauchen Sie von mir, um die Aufgaben wie besprochen zu erledigen?«
- »Wie empfinden Sie die aktuelle Situation? An welcher Stelle können Sie Ihre Fähigkeiten noch besser einsetzen?«

Üben Sie, mehr offene Fragen zu stellen. Sie werden mehr Informationen bekommen und Ihr Gegenüber wird sich eher öffnen, auch in unangenehmeren Gesprächssituationen. Geschlossene Fragen werden dann gestellt, wenn es keinen Raum für Diskussionen gibt und eine kurze Antwort – ja oder nein – gewünscht wird, beispielsweise unter Druck im Schockraum. Für jede Frage gibt es den richtigen Zeitpunkt und den richtigen Raum. Wer viele Fragen hat, kann dies vorher ankündigen, um so zu viel Druck zu verhindern. Auch das Anbieten von Pausen ist ein gutes Mittel. Machen Sie sich nicht zum Inquisitor, sondern bleiben Sie ein fairer Leiter Ihres Teams.

3.8 Systemische Fragen

Die Systemischen Fragen kommen aus dem Coaching und der Mediation und helfen dem Gegenüber, seine Denkmuster aufzubrechen, Problemstellungen und Konflikte aus anderen Perspektiven zu betrachten und komplexe Zusammenhänge zu erkennen. Das Hauptmerkmal ist, dass nicht Fakten beschrieben oder einfache Antworten erwarten werden, sondern dass Spielraum für Interpretationen, Konstruktionen, eigene Wahrnehmungen und ganz neue Lösungsansätze geschaffen werden, mit dem Ziel, neue Wege zu entdecken und aufschlussreiche Ergebnisse zu erzielen. Hilfreich ist der Einsatz Systemischer Fragen immer dann, wenn sich Gespräche festgefahren haben, sich alle Beteiligten nur noch im Kreis drehen und es offensichtlich keine Lösung aus verfahrenen Situationen gibt.

Hier helfen unterschiedliche Fragemodelle:

1. Zirkuläre Fragen: A fragt B nach seinen Vermutungen über C. »Was schätzen Sie, wie sich der Kollege gerade fühlt?«
2. Differenzierungsfragen: nach Unterschieden und Abstufungen. »Was glauben Sie, zu wie viel Prozent (30 %, 60 %, 90 %) erfüllen Sie derzeit die Erwartungen Ihrer Patienten, kompetent und nach neuestem Stand versorgt zu werden?«
3. Analytische Fragen: nach Meinungen, Sachverhalten, Verhalten und Entwicklungen. »Wie würden Sie die bisherige Projektentwicklung beschreiben? Was hat sich besonders gut, was nicht so gut entwickelt?«
4. Hypothetische Fragen: was, wie, wenn. »Was würden Sie an diesem Projekt ändern, wenn Sie drei Wünsche frei hätten?«, »Angenommen, das Problem wäre gelöst, was würden Sie dann beobachten können?«, »Angenommen, alles würde so weiterlaufen, wo stünden Sie dann in drei Monaten?«
5. Skalierungsfragen: Auf einer Skala von 1–10 (wobei 10 der stärkste Wert ist): wie punkten Sie die Stimmung auf der Intensivstation ein?
6. Schätzungsfrage: Was müssen wir tun, um den Projekterfolg nicht zu gefährden?

Der Grundgedanke Systemischer Fragen ist, Gesprächen eine konstruktive, positive, im besten Sinne visionäre Wendung zu geben. Eine sehr wirkungsvolle, wenn auch provozierende Frage kann sein: »Was müssen wir tun, damit sich die Situation bezüglich der Zusammenarbeit auf Station noch schlechter entwickelt als bisher?« Solche Fragestellungen rütteln auf und führen bestenfalls zu gemeinsamen konstruktiven Überlegungen. Das Gedankenspiel kann fortgeführt werden mit der Frage: »Was sollten/können wir stattdessen tun, um dies zu vermeiden?«

3.9 Geber- und Nehmerqualitäten beim Feedback

Gesprächskulturen folgen bestimmten Grundsätzen und können geübt werden. Konkret zeichnen sich geübte Feedback-Geber und -Nehmer durch folgende Qualitäten aus:

Geberqualitäten:

- Ich-Botschaften formulieren, d. h. ich rede über das, was bei mir (an Gefühlen) ausgelöst wurde.
- Gespräche unter vier Augen, persönlich und in direkter Ansprache führen.
- Vermeidung verallgemeinernder Abrechnungen.
- Beobachtungen werden konkret benannt, Verhalten genau beschrieben.
- Reaktionen und Empfindungen werden beschrieben, die das Verhalten des anderen bei einem selbst auslösen.
- Eigene Ziele und Wünsche klar formulieren.
- Auf Wertungen und Vorurteile verzichten.
- Sich auf ein Thema beschränken, nicht alles »in einen Topf werfen«.

- Die passende Situation wählen, Zeit und Ort bestimmen.
- Darauf achten, dass der Feedbackempfänger sein Gesicht nicht verliert.
- Positives benennen und verstärken.
- Versuchen, das Gespräch positiv zu beenden.

Nehmerqualitäten:

- Zuhören, Feedback anhören, entgegennehmen.
- Nicht unterbrechen, keine Rechtfertigungen, keine Begründungen.
- Nachfragen, wenn etwas nicht verstanden wurde
- Denkpausen einlegen.
- Für das Feedback danken, z. B. »Danke, dass Sie mit mir darüber gesprochen haben. Ich werde über das Thema nachdenken.«
- Entscheiden, was man evtl. verändern will oder kann oder aber nicht ändern möchte.
- Dem Feedback-Geber zeitnah mitteilen, was das Feedback bewirkt hat und wie die Folgen daraus sein werden.

Ein geübter Geber verzichtet auf Verurteilungen oder verallgemeinernde Abrechnungen und achtet darauf, dass der Empfänger sein Gesicht nicht verliert. Ein erfahrener Nehmer hingegen wertet die Rückmeldung nicht als Angriff und verschanzt sich nicht hinter Rechtfertigungen und Begründungen. Stattdessen nimmt er das Feedback dankend entgegen und entscheidet nach einer Denkpause, was er davon annehmen will oder auch: dass er es nicht annehmen will.

3.10 Spielregeln: Wir reden mit- und nicht übereinander

Bei der Analyse von Spannungen in Teams, auf Station und in bestimmten Klinikbereich wird oft gegen den Leitsatz verstoßen: Wir reden mit- und nicht übereinander. Es wird getratscht über Störenfriede, Ausnutzer, Faulpelze oder einfach Charaktere, die sich nicht ins Team integrieren und so andere verunsichern und den Arbeitsablauf stören. Allerdings traut sich oftmals niemand, mit dem Verursacher dieser Störfrequenzen zu sprechen und ihn auf die Disharmonie in der Gruppe, die von ihm ausgelöst wird, hinzuweisen. Dieses Verhalten muss mit aller Konsequenz gestoppt werden. Tratsch gehört zwar zur Natur des Menschen – wer aber Gerüchten keinen Nährboden geben will, hört bewusst weg und bittet auch seine Kollegen darum. Probleme müssen immer direkt angesprochen werden. Das fördert das Vertrauen im Team um ein Vielfaches. Nichts ist schlimmer als die Befürchtung: Kaum dreht jemand seinen Kollegen den Rücken zu, geht das Getratsche los. Und: jeder kann Opfer werden. Im schlimmsten Fall führt das zu Mobbing.

3.11 Störungen haben Vorrang

> »Das Postulat, dass Störungen und leidenschaftliche Gefühle den Vorrang haben, bedeutet, dass wir die Wirklichkeit des Menschen anerkennen; und diese enthält die Tatsache, dass unsere lebendigen, gefühlsbewegten Körper und Seelen Träger unserer Gedanken und Handlungen sind.«

Dieser Leitsatz nach Ruth Cohn (1975) ist eine der Grundannahmen der Themenzentrierten Interaktion (TZI).

Im Alltag bedeutet es, dass die Mitarbeiter in Kliniken wieder lernen müssen, auf ihre Stimmungen und ihr Bauchgefühl zu hören. Das kann bei einem Teammeeting das Bedürfnis nach einer kurzen Pause, dem Öffnen des Fensters oder einfach nur Hunger und Durst sein. Aber auch der Wunsch, in einem Meeting einen Tagespunkt endlich abzuschließen um weiterzukommen, kann so ein Bedürfnis sein. Störungen haben Vorrang ist eine kluge Regel, die vielen Spannungen und Konflikten vorbeugen kann, da diese rechtzeitig angesprochen werden.

Machen sie sich als Führungskraft zwei Leitsätze zum Grundsatz:

1. Das Gespräch mit Ihnen muss für den Mitarbeiter ein Erlebnis sein. Er muss es schätzen, dass sich der Chef Zeit nimmt, zuhört, unterstützt und Lösungen und Ideen präsentiert, die für alle hilfreich sind.
2. Der Mitarbeiter verlässt den Raum mindestens mit der Motivation, mit der er in das Gespräch gekommen ist. Viele Führungskräfte haben im Laufe ihres Berufsalltags selber schon erlebt, dass sie fröhlich zur Arbeit kamen und nach einem kurzen Gespräch mit dem Chef am liebsten sofort wieder nach Hause gegangen wären.

3.12 Vermeidung eines Perversen Dreiecks

Eine Situation, die vielen bekannt ist: Zwei verbrüdern sich bzgl. eines Themas oder einer Vorgehensweise. Der Dritte fühlt sich in die Ecke gedrängt und fertiggemacht. Bei einem Perversen Dreieck stehen zwei gegen einen. Besonders schlimm, wenn die Leitungskraft sich dabei mit einem Mitarbeiter gegen einen weiteren Mitarbeiter verbündet.

Zu Schichtbeginn müssen sich drei Pflegekräfte auf die jeweils zu betreuenden Bereiche aufteilen. Ein besonders ungern betreuter Bereich benötigt jedoch nur eine Pflegekraft. Pflegekraft Berta wird sofort beim Eintreffen ins Stationszimmer von den anderen beiden Kollegen damit konfrontiert, dass es bereits beschlossene Sache sei, dass sie heute alleine arbeiten müsse. Die anderen beiden hätten sich so sehr darauf gefreut, miteinander zu arbeiten und schon gar keine Lust, den verbleibenden Bereich zu betreuen.

Diese Situation verdeutlicht: Berta ist im Team weder richtig akzeptiert noch integriert und leidet unter der Ausgrenzung. Sie fühlt sich als das Opfer im perversen Dreieck mit allen damit verbundenen Konsequenzen: Vertrauensverlust, Hilflosigkeit …

Eine Leitungskraft ist verantwortlich dafür, welche Verbindungen und Beziehungen sie in welcher Qualität zu welchem Mitarbeiter einnimmt. in diesem Sinne ist sie auch verantwortlich dafür, was Beziehungen und Achsen, die sie eingenommen hat, gegenüber dritten und vierten bewirken.

Eine Verbindung zu einem Gesprächspartner, die letzten Endes für einen Dritten schädlich mindestens belastend ist oder als solches empfunden wird, ist daher von jeder Führungskraft unbedingt zu vermeiden bzw. aufzulösen. Sie hat in diesem Sinne abstinent zu bleiben.

3.13 Das Meta-Gespräch

Sollten zwei Gesprächspartner das Gefühl haben, das im Klinikalltag keine Gespräche ohne Spannungen ablaufen, macht es Sinn, sich zunächst nicht über das fachliche Thema zu unterhalten, sondern darüber, wie die beiden sich unterhalten. Es geht also nicht um Inhalte, sondern um Gefühle und darum, sich zurückzuziehen und die Beziehung zu analysieren. Fragen hierbei können sein:

Wie gehen wir miteinander um? Was stört den einen, was den anderen? Wie wird die Zusammenarbeit erlebt. Wie sind die wechselseitigen Erwartungen. Ein Meta-Gespräch ist ein Gespräch über das Gespräch. Man verständigt sich, wie warum kommuniziert wird. Der Ausgang kann in einer Konfliktsituation oder bei einer Meinungsverschiedenheit ganz unterschiedlich sein. Ist die Situation angesprochen, weiß jeder, wo er steht. Einer fairen Zusammenarbeit steht somit nichts mehr im Wege.

> Auch die Aussage »Wir sind uns einig, uneinig zu sein« ist ein Fazit, das hilfreich sein kann, wieder besser miteinander umzugehen.

4 Gesprächs- und Besprechungs-routinen im Klinikalltag etablieren

»Manchmal habe ich den Eindruck, ich bin der einzige im Land, der mehr ans Training glaubt als an Transfer.«
Jürgen Klopp, Fußballtrainer

Der nachhaltige Erfolg eines Krankhauses wird durch die Mitarbeiter und deren Qualifikationen gesichert. Der Fokus muss also auf Gesprächen liegen, die die Bindungen zu den Mitarbeitern ausbauen und erhalten. Eine konsequente Mitarbeiterorientierung sollte demnach wesentlicher Bestandteil des Selbstverständnisses sein und die Arbeitsplatzkultur kennzeichnen – bei gleichzeitig hoher Ergebnisorientierung, fairem Sozialverhalten untereinander und zugewandter Fürsorge für die Patienten.

Arbeitsplatzkultur zeigt sich nicht nur in attraktiven Angeboten, sondern zuerst und vor allem in der täglich gelebten Klinikkultur: Wie gehen wir miteinander um? Begegnen Führungskräfte ihren Mitarbeitern mit Wertschätzung und Dankbarkeit für gute Arbeit und ihr Engagement? Leben wir eine offene und ehrliche, aber vor allem konstruktive Feedbackkultur? Vielen Klinikleitungen wird es immer wichtiger, ein realistisches Bild der Unternehmen- bzw. Arbeitskultur zu gewinnen und aktiv an ihrer Verbesserung und Weiterentwicklung zu arbeiten. Leistungsfähigkeit und -bereitschaft sind wichtige strategische Erfolgsfaktoren.

Manche Führungskräfte verweisen bei der Frage nach der Häufigkeit der Gespräche mit ihren Mitarbeitern auf die Teamgespräche. Allerdings sind Teamgespräche, die in sehr großer Runde möglicherweise einmal im Quartal stattfinden, im Grunde zu vernachlässigen. Mitarbeiterbesprechungen brauchen eine höhere Frequenz, z. B. einmal monatlich für 60–90 Minuten, damit alle Mitarbeiter die Chance haben, auch wirklich zu Wort zu kommen. Einzelschicksale lassen sich nicht in solchen Besprechungen lösen.

Eine weitere wichtige Beobachtung ist die Gruppendynamik während einer Besprechung. Bestimmte Themen werden nie, andere hingegen immer wieder angesprochen. Kollegen werden überstimmt, kommen nicht zu Wort oder erleben den Widerstand der Gruppe, wenn sie in Anwesenheit der Pflegedienstleitung Tabuthemen ansprechen. Eine Führungskraft sollte deshalb die Teambesprechungen immer ergänzen um Einzelgespräche. Das sind entweder regelmäßige Jour-fixe-Termine oder themenbezogene Feedbackgespräche (20') unter vier Augen. Beides sind wichtige Führungselemente, die die Position der Stationsleitung stärken und sie dennoch greifbar macht für ihre Mitarbeiter.

Es gibt unzählige Arten von Gesprächen. Von der Frage »zwischen Tür und Angel« über das Feedback bis zum Mitarbeiter-Jahresgespräch. Dazwischen liegen viele Gesprächsformen, die für die Zusammenarbeit, das Wohlfühlen, die persönliche Zukunftsplanung oder die Sicherheit der Patienten unerlässlich sind. Wir haben hier die wichtigsten Gesprächsformate zusammengefasst. Für all diese Gespräche kann eine entsprechende Vorbereitung mithilfe der hier im Anhang bereitgestellten Checklisten und Gesprächsleitfäden hilfreich und sinnvoll sein, gerade wenn man sich das Thema Gesprächsführung selbst strukturiert erschließen möchte.

4.1 Partnerschaftliche Kommunikation im Klinikalltag

Leitungskräfte, die in ihrem Team eine Besprechungsroutine etablieren, die auf partnerschaftlichem und gleichzeitig professionellem Dialog basiert, entlasten sich damit enorm: Sie sorgen für Information, Transparenz und Identifikation. Eine solche Besprechungsroutine stützt sich auf folgende Grundpfeiler: Team- und Abteilungsgespräche, Übergabegespräche bei Schichtwechsel, Briefing und Debriefing, Time-out, Jour fixe, Zielvereinbarungs- und

Mitarbeiterjahresgespräche. Wer seine Mitarbeiter regelmäßig informiert, entkräftet Gerüchte, schafft Vertrauen und Sicherheit.

Mitunter haben Führungskräfte das subjektive Gefühl, ständig mit ihren Mitarbeitern zu reden – und meinen damit die oberflächlichen Teambesprechungen oder den Smalltalk beim Händewaschen. Das reicht aber nicht und ist das, was es ist: Subjektiv empfundenes Aufeinandertreffen. Wer unsicher ist, wie oft er wirklich mit seinen Mitarbeitern spricht, sollte regelmäßig mit Hilfe seines Terminkalenders überprüfen: sind wirklich genug Austauschmöglichkeiten gegeben gewesen? Oder, mit Blick auf den Kalender oder auf eine Liste mit allen Namen der Mitarbeiter, mit wem habe ich das letzte Mal mehr als fünf Minuten gesprochen? Mit wem habe ich schon lange nicht mehr gesprochen?

4.2   Jour fixe

Jour-fixe-Gespräche sind eine hervorragende Möglichkeit, Projekte und Entwicklungen im Vier-Augen-Gespräch zu begleiten, zu steuern und voranzubringen. Der Mitarbeiter trägt vor, welche Themen ihn gerade beschäftigen, was gut läuft oder bereits abgeschlossen ist, aber auch, wo es gerade brennt und Projekte nicht rund laufen. Jour-fixe-Gespräche sind ein gutes Führungstool, um Feedback zu bekommen, zu geben und notfalls rechtzeitig einzugreifen. Das wichtigste hierbei ist die Regelmäßigkeit.

- Jour-fixe-Termine dienen dem regelmäßigen Austausch und der Informationsweitergabe zwischen Mitarbeitern und Leitungskraft. Mit diesen Gesprächen wird sichergestellt, dass Führungskraft und Mitarbeiter auf dem gleichen Informationsstand sind, die gleiche Sprache sprechen, ein gemeinsames Ziel haben.
- Zu den Teilnehmern gehören die Führungskraft und der eingeladene Mitarbeiter. Das können auch zwei Kollegen sein oder – je nach Ziel – eine ganze Abteilung. Ein Gruppen-Jour-Fixe ersetzt aber nicht die Einzel-Jour-Fixe, sondern ergänzt sie nur.

- Beide sammeln in der Zwischenzeit mögliche Gesprächspunkte und sind so gut vorbereitet.
- Wichtig sind Regelmäßigkeit und Verbindlichkeit (Beispiel: alle 14 Tage donnerstags 20' zwischen 15:00 Uhr und 16:30 Uhr.).
- Die Dauer der Gespräche sollte bekannt sein und nicht überzogen werden, damit Folgetermine eingehalten werden können. Die Atmosphäre sollte ruhig sein, evtl. stehen Getränke bereit.
- Da der Ablauf bekannt ist, bereiten sich Führungskraft und Mitarbeiter auf ihren Part vor und halten sich an die vorgegebene Gesprächszeit.
- Während des Gesprächs führt die Führungskraft stichpunktartig Protokoll, das keiner besonderen Form bedarf. Dieses Protokoll wird später dem Teilnehmer per Mail zu Verfügung gestellt mit der Chance, eventuelle Ergänzungen zuzufügen.

4.3   Team- und Abteilungsgespräche

Teambesprechungen sind in vielen Kliniken – leider – keine Pflichtveranstaltung. Sie finden statt, aber nur wer Zeit (oder Lust) hat, nimmt teil. Das ist schade, da Team- und Abteilungsgespräche eine gute Möglichkeit sind, seine Meinung zu sagen, sich aktiv einzubringen, Probleme schon im Keim zu erkennen und anzusprechen. Die Pflegeleitung sollte mit guten Argumenten, die die Bereitschaft der Kollegen hochhalten, verdeutlichen, dass eine Teilnahme erwünscht ist. Die Botschaften, die vermittelt werden können:

- Wer teilnimmt, erfährt auch, was los ist.
- Wer teilnimmt, kann aktiv an Entscheidungen mitwirken.
- Wer teilnimmt, riskiert nicht, dass über seinen Kopf hinweg Entscheidungen getroffen werden, die er evtl. nicht mittragen will.

Pflegeleitungen sollten aktiv zu den Besprechungen einladen, die Zusammenkünfte interessant und kurzweilig gestalten und allen

Beteiligten die Chance geben, sich zu äußern. Priorität dabei haben wichtige Themen mit Neuigkeitswert, die die Anwesenheit der Mitarbeiter erfordern. Die meisten Mitarbeiter in der Pflege haben wenig Zeit. Deshalb sollte diese nicht mit unwichtigen Inhalten vergeudet werden. Es hat sich bewährt, wenn Mitarbeiter ihre Themen vorab eingeben können. Daraus kann die Führungskraft eine gemeinsame Tagesordnung erstellen, die am Anfang des Meetings allen vorgelegt wird.

> Achten Sie darauf, dass die Themen für alle interessant sind und auch die Anwesenheit der Kollegen erfordern. Verzichten Sie auf die Abarbeitung von Informationen, die auch in einem Newsletter weitergegeben werden können. gestalten Sie das Meeting so, dass es für alle zu einem Erlebnis wird, über das alle Teilnehmer am nächsten Tag sprechen und so Nichtteilnehmer zur Teilnahme am nächsten Meeting gewinnen.

4.4 Briefing bei Schichtbeginn

Im Klinikalltag ist das geübte und aufeinander abgestimmte Zusammenspiel aller Beteiligten besonders wichtig. Je besser alle Kollegen als echtes Team (»einer für alle und alle für einen«) und nicht bloß als Gruppe (loser zusammengewürfelter Haufen an Menschen) agieren, desto reibungsloser funktioniert die interdisziplinäre Zusammenarbeit.

Briefing- und De-Briefing-Gespräche sind ein wichtiges Instrument, um seine Mitarbeiter einzufangen und ihnen zu vermitteln, dass ihr Engagement wertgeschätzt wird und eine gute Chance, einer negativen Eigendynamik des überlasteten Teams vorzubeugen.

Um sich als Team zu fühlen, brauchen die Mitarbeiter eine Verbundenheit auf emotionaler Ebene. Dabei geht es einerseits um ein positives Grundgefühl gegenüber den Kolleginnen und Kollegen und der Leitungskraft (»Die sind okay«). Darüber hinaus ist aber auch die Pflege eines offenen Kommunikationsstils wichtig, sodass dem Team die benötigten Informationen aktuell zur Verfügung stehen und auch erfreuliche oder belastende Situationen thematisiert werden können. Als besonders wirksam haben sich dafür kurze Briefing- und De-Briefing-Gespräche erwiesen, vom Leiter der Station moderiert. Sie werden täglich vor und nach Schichtbeginn mit allen Teammitgliedern geführt und dienen der Vermittlung eines Wir-Gefühls. Die Gesprächsdauer beträgt jeweils nur zwei bis drei Minuten. Briefing vor Schichtbeginn:

- Welche Teammitglieder sind heute anwesend?
- Was liegt an?
- Worauf muss besonders geachtet werden?

Gesprächsziele: Einstimmen und vorbereiten auf die Aufgaben, informieren, Zuversicht ausstrahlen. Gerade in bewegten Zeiten sind diese Gespräche eine gute Chance für die Pflegeleitung, das Team hinter sich zu bringen, ein Gemeinschaftsgefühl zu vermitteln und auch die Bereitschaft zum Gespräch zu signalisieren. Hin und wieder mal kurz aus dem Nähkästchen zu plaudern, die neuesten Informationen zu erzählen oder auch mal Entscheidungen der Geschäftsführung zu thematisieren, schafft zusätzlich Verbundenheit, Nähe und das Gefühl des positiven *Mitwissers*. Das demonstriert Vertrauen, Teamfähigkeit, Gemeinsamkeit und steigert das Gefühl der Wertschätzung. Regelmäßige Briefing- und De-Briefing-Gespräche schaffen ein *Wir-Gefühl*.

4.5   De-Briefing nach Schichtende

Mit einem kurzen aber zugewandten De-Briefing am Ende der Schicht ist es möglich, gerade nach einem besonders schwierigen Dienst, seine Mitarbeiter aufzufangen, um sie geklärt in den Feierabend zu schicken. Sie können kontrolliert Dampf ablassen und auch schwierige Situation konstruktiv aufarbeiten, um ungestört in den Feierabend gehen zu können. Aus Leitungssicht gibt es hier die Möglichkeit, einzelne Mitarbeiter oder auch das Engagement des gesamten Teams zu loben und Hochachtung für Geleistetes auszudrücken. Das Ziel ist es also, belastende Ereignisse zu thematisieren, gemeinsame Erfolge zu »feiern« und für die Zusammenarbeit zu danken.

Themen eines De-Briefings können sein:

- Was haben wir heute erreicht?
- Welche weiteren Themen des Tages müssen noch geklärt werden?
- Welche Ereignisse bedürfen der Vertiefung an anderer Stelle?

Die Etablierung einer solchen Gesprächsroutine erfordert ein minimales zeitliches Investment, das sich ohne Aufwand in die Klinikabläufe integrieren lässt. Seine Wirkung ist verblüffend, denn es trägt wesentlich dazu bei, dass ein Wir-Gefühl entsteht und sich die Mitarbeiter im Team gehalten fühlen.

4.6   Übergabe bei Schichtwechsel

Diese Routine ist unschätzbar wertvoll und hilfreich auch in der Versorgung der Patienten. Es ist eine Möglichkeit, gezielt Informationen weiterzugeben, über Patienten, Prozesse punktuell zu beleuchten, Neuigkeiten der täglichen Arbeit transparent zu machen, die wichtig sind: Ist das CT ausgefallen? Hat der Transportdienst ein neues Diensthandy? Ist ein Patient in einer schlechten Verfassung? So erhält die nachfolgende Schicht die wichtigsten Informationen in Kürze. Sinnvoll ist hier der Einsatz einer Checkliste, an der sich das Gespräch Punkt für Punkt orientiert. Die Strukturierung verhindert, dass diese Gespräche ausufern, langatmig und zu Zeitfressern werden. Wer ein Gefühl für den nötigen zeitlichen Aufwand hat, kann sich darauf einstellen, auch mit einem gewissen sportlichen Ehrgeiz, diesen selbstgesteckten Rahmen nicht zu überschreiten.

4.7 Team-Time-Out in schwierigen Alltagssituationen

Eine sehr moderne und effektive Art der Zusammenarbeit: Wer den Eindruck hat, auf der Station läuft es nicht mehr geordnet, hat die Möglichkeit, einzugreifen und alle Prozesse auf der Station für einen Moment zu stoppen. Zu den Gründen für diese Maßnahme gehören die Gefährdung der Patientensicherheit, die Überlastung einzelner Mitarbeiter oder ein nicht zu steuerndes Patientenaufkommen. Dieses Team-Time-Out kann jeder ausrufen – unabhängig von der Hierarchie oder der Berufsgruppe: Die Pflegekraft genauso wie der Chefarzt.

Wie das geschieht, kann individuell festgelegt werden. Beispielsweise kann ein vorher festgesetztes Signal – wie etwa der Einsatz einer Glocke – der Start sein. Alle Pflegekräfte und Ärzte kommen an einem vorher festgelegten zentralen Punkt der Station zusammen, um das Problem anzusprechen und gemeinsam nach Lösungen zu suchen. Moderiert wird dieses Szenario durch den Schichtkoordinator bzw. die Stationsleitung – gemeinsam mit dem ärztlichen Pendant (Blaukittel-Oberarzt). Der Einsatz dieser Methode erfordert Zivilcourage, trägt aber wesentlich dazu bei, dass individuelle Ohnmachtsgefühl ab- und ein Wir-Gefühl aufzubauen. Erste Erfahrungen zeigen, dass die Überlastungsanzeigen auf Stationen, die Team-Time-Outs bereits etabliert haben, deutlich zurückgehen.

Auch wenn es anstrengend ist: Eine Leitungskraft, die sich in einer akuten Konfliktsituation rauszieht, die Tür hinter sich verschließt und lieber in die Mittagspause verschwindet, macht einen schlechten Job. Lassen Sie Ihre Mitarbeiter in Stresssituationen nicht allein, sondern seien Sie präsent, zeigen Sie einen Weg aus der Krise. Und: Führen Sie Ihre Mannschaft in die Selbstverantwortung. Das Team-Time-Out ist der erste Weg dorthin.

4.8 Gespräche mit schwierigen Mitarbeitern

Manche Menschen können einfach nicht miteinander, müssen aber trotzdem. Kann man sich im Privatleben einfach aus dem Weg gehen, ist das im Job schwierig. Auch Führungskräfte sind nicht frei davon, manche Menschen einfach mehr zu schätzen als andere. Der Kollege liegt einem einfach nicht. Dennoch ist eine Pflegeleitung für all ihre Mitarbeiter verantwortlich, die ihr anvertraut sind, unabhängig vom persönlichen Sympathiefaktor. Es gibt auch Zeitgenossen, bei denen der Eindruck entstehen könnte, sie haben Spaß daran, anderen das Leben schwer zu machen, sie zu mobben oder unangemessen zu behandeln. Störenfriede, Jammerlappen, Egozentriker, Choleriker oder Faulpelze gibt es überall, und wer Pech hat, hat so einen Kandidaten auch mal in seinem Team. Dabei geht es nicht immer nur darum, dass solche Kollegen einem quer liegen, sondern dass sie durchaus in der Lage sein können, eine ganze Abteilung zu vergiften. Hier ist Handeln gefordert. Die Pflegeleitung sollte – möglichst topfit, gut vorbereitet und in geschützter Atmosphäre – das Gespräch einfordern, mit folgender Fragestellung: Was treibt den Mitarbeiter an? Ist er wirklich schwierig oder trifft er nur bei mir den falschen Nerv? Welche Motivation ist für dieses unsoziale Verhalten verantwortlich?

Krankenpfleger Dennis erscheint als ein zynischer Typ und sorgt im Team mit seiner vorlauten Art immer wieder für Unruhe. Bei der Reflexion seines häufig unangepassten Umgangs mit Kollegen während des Mitarbeiterjahresgesprächs rollt er unhöflich mit den Augen. Auf die Frage, ob er mit der Einschätzung nicht übereinstimme und dem Hinweis auf das Augenrollen, erklärt er erschrocken, es so nicht gemeint zu haben! Er habe die Rückmeldung dieses Verhaltens befürchtet und wisse sehr wohl, dass die Wahrnehmung durch das Team zutreffe. Nun fürchte er die Konfrontation innerhalb des Gespräches. Er stehe extrem unter Stress und fürchte eine negative Beurteilung. Im folgenden Gespräch wird klar, dass das zynisch provokante Verhalten im Umgang mit seinen Kollegen an seinen großen Selbstzweifeln und der Sorge liegt, im Team nicht akzeptiert zu sein.

Gemeinsam werden eine Strategie entwickelt, Ziele formuliert und eine Überprüfung angekündigt. Ebenso wird anhand von Beispielen klar aufgezeigt, dass seine gezeigten Verhaltensmuster nicht zu akzeptieren sind und im Zweifelsfall auch zu Konsequenzen führen werden.

Strategien für ein Gespräch mit schwierigen Mitarbeitern:

- Versuchen, das Verhalten nicht persönlich zu nehmen.
- Gut zuhören und versuchen, die Ursachen der Schwierigkeiten zu ergründen.
- Cool bleiben und auf keinen Fall zurückpöbeln. Wer souverän bleibt, führt die Situation an.
- Spiegeln! Das Spiegeln von Verhaltensweisen, Sprache, Gestik und Mimik schafft Sympathie und Vertrauen. Denn nicht selten haben solche Kandidaten ein mangelndes Selbstwertgefühl und sind auf der Suche nach Anerkennung.
- Klar formulierte Ansprüche anmelden: Eine Führungskraft muss wissen, was sie will, sagen, was sie meint und durchsetzen, was wichtig ist. So wird Verbindlichkeit hergestellt.
- Eine Lösung suchen.

Zwei Fragekomplexe muss sich eine Pflegeleitung zunächst immer stellen, wenn sie auf vermeintlich schwierige Mitarbeiter stößt:

1. Wer ist schwierig: der Mitarbeiter oder ich? Was ist mein Anteil daran bzw. bin ich Teil der Lösung oder des Problems?
2. Was kann ich aktiv dazu beitragen, dass es besser wird?

4.9 Feedback-Gespräche

Feedback-Gespräche sind ein wunderbares Instrument der Mitarbeiterführung, -bindung, -entwicklung und der Wertschätzung. Leider sind in der Pflege Feedback-Gespräche – noch – nicht immer üblich. Die Devise *nicht meckern ist genug gelobt* ist da eher an der Tagesordnung. Dabei sind positive Feedbacks, wenn auch nur zwischendurch, bei der Frühstückspause oder am Fahrstuhl, oft Balsam für geforderte Seelen und das einfachste Mittel, die Motivation zu erhalten oder zu steuern. Selbst wenn es ein eher negatives Feedback in Form einer Kritik ist, schafft eine schnelle, faire und saubere Reaktion wieder klare Luft und alle Beteiligten können das Thema abhaken.

Leider fehlt Pflegeleitungen gelegentlich das Gespür, wie wichtig diese Gespräche sind. Denn sie veranschaulichen, dass eine Pflegeleitung aufmerksam ist und auch genügend Standfestigkeit und Führungsqualitäten hat, sich den verschiedensten Situationen zu stellen. Feedback ist ein wirksames Instrument zur Verbesserung der Kommunikation und zur Vermeidung von Missverständnissen und zur Entwicklung der Möglichkeiten des Mitarbeiters.

Anders als bei anderen Gesprächsformen können Feedbacks auch mal *zwischen Tür und Angel, aber immer unter vier Augen und Ohren* gegeben werden. Sie sind situationsabhängig und individuell.

Wenn eine Situation ein etwas längeres Gespräch unter vier Augen benötigt, sollte schnellstmöglich ein solcher Termin benannt werden. Auch hier wird die Gesprächsführung zunächst mit Ich-Botschaften begonnen und entlang dem Dreisatz *Wahrnehmung – Wirkung – Wunsch* geführt.

- Wahrnehmung: Beschreiben, was ICH gesehen, gelesen, gehört habe – unterstützt durch Daten, Fakten, Zahlen.
- Wirkung: Was hat diese Wahrnehmung bei MIR ausgelöst, welche Gefühle wurden geweckt? (▶ Abb. 8)
- Wunsch: kurzfristig – eine Anweisung: langfristig – darüber reden, was der andere braucht, damit alles klappt. Die Ansage muss klar, deutlich und unmissverständlich sein. Dadurch wird sie sachlicher. Die Emotionen wurden vorher schon abgehandelt.

> Achten Sie darauf, dass vorher alle Beteiligten auf der gleichen Wissensstufe sind, um Missverständnisse zu vermeiden. Klären Sie, was diese Situation ausgelöst hat und äußern Sie konkret den Wunsch, nach einer Lösung zu suchen, die authentisch ist und Nähe schafft.

Ein Feedback sollte möglichst

- *konstruktiv* sein und Perspektiven für die Zukunft bieten;
- *beschreibend* sein, ohne Bewertungen und Interpretationen. Meckern und Beleidigungen sind unangebracht;
- *konkret* sein. Verallgemeinerungen und pauschale Aussagen sind nicht lösungsorientiert;
- *subjektiv* formuliert sein. Eigene Beobachtungen sind wichtiger als Hörensagen oder Gerüchte. So fällt die Annahme des Feedbacks leichter. Sollte ein Feedback auf Hörensagen bestehen, unbedingt immer die Sicht des Mitarbeiters dazu einholen. Steht Meinung gegen Meinung, wird der Verhaltens- oder Leistungsstandard miteinander abgesprochen;

- *positiv* enden: Jemanden mit einem guten Gefühl, Hoffnung und Zuversicht aus einer Situation zu entlassen, ist für den Betroffenen stets motivierender als mit einem *kalten Abgang* aus der Situation entlassen zu werden.

Wichtig ist beim Feedback, dass es der Mitarbeiter annehmen kann. Leider sind Feedbacks im Klinikalltag häufig undifferenziert, verletzend und werden den Betroffen wie ein nasser Lappen um die Ohren gehauen. (Beispiel: wie konnte denn das passieren? Was haben Sie sich denn dabei gedacht? Das ist der größte Blödsinn, den ich je gesehen habe!! Die nächste Hygienefortbildung ist Ihre!)

Eventuell ist eine kurze, formlose Notiz für die persönlichen Unterlagen sinnvoll, da diese bei der Vorbereitung eines Mitarbeiter-Jahresgesprächs oder Kritikgespräches verwendet werden kann.

Auch wenn sich inzwischen vieles in der Kommunikation geändert hat, handeln Führungskräfte gern noch immer nach dem Leitsatz: Nichts gesagt, ist genug gelobt. Doch Feedback ist ein wichtiges Führungselement, dessen idealtypische Form Max Frisch treffend beschrieben hat: Wenn Du jemanden Rückmeldung gibst, schlage sie ihm nicht wie einen nassen Lappen um die Ohren, sondern halte sie ihm wie einen Mantel hin, in den er hineinschlüpfen kann.

4.10 Kritikgespräch

Fehler passieren. Das ist Tatsache und wird sich auch niemals ändern. Bei Überlastungen, Fehleinschätzungen einer Situation oder individuellen Schwächen stoßen Menschen immer wieder an ihre Grenzen. Nur: Passieren Fehler und Nachlässigkeiten zu oft, kommen Patienten in Gefahr oder müssen Kollegen die Fehler anderer mittragen, muss dieses Fehlverhalten kommuniziert werden. Grundsätzlich sind Kritikgespräche ein gutes Instrument bei der Mitarbeiterführung, der Bindung und Entwicklung. Dem Kritikgespräch gehen immer zwei oder drei Feedback-Gespräche, je nach Sachverhalt oder Fehlverhalten, voraus. Wichtig ist das Timing: Der nächste Termin sollte im Abstand von 14 Tagen erfolgen, um allen Beteiligten Zeit zu geben und damit einen nüchternen Blick auf das Thema zu ermöglichen. Elementar ist eine gut vorbereitete, konstruktive, möglichst neutrale und damit nicht emotionale Gesprächsführung. Gerade, wenn es um *Hörensagen* oder *Gerüchte* geht, eine unklare Situation oder der subjektiv empfundenen Wahrheit Dritter, die einen Vorgang evtl. nicht einmal selbst beobachtet haben, ist Fingerspitzengefühl geboten. Ein schlecht vorbereitetes oder gar unfaires Kritikgespräch kann schnell zu Vertrauensverlust führen oder als schwache Leistung der Pflegeleitung ausgelegt werden.

Deshalb ist die Vorbereitung entscheidend. Alle Fakten oder Zeugen müssen bekannt sein und notfalls auch benannt werden. Hilfreich sind Gesprächsnotizen, gesammelte Informationen, Dokumente als Beweise, eventuell auch Zeugen des Vorfalls, die vorbereitet sein sollten, um ggf. zum Gespräch gerufen werden zu können. Der Rahmen sollte vertrauensvoll sein und das Gespräch ohne Zeitdruck geführt werden. In der Regel erfolgt ein Kritikgespräch, wenn drei Feedbackgespräche erfolglos waren. Inhalt und Strategie orientieren sich an der Schwere des Fehlverhaltens.

Ziel ist es, die Vorfälle aufzuklären, zu reflektieren und konstruktive Lösungen anzubieten, um zukünftiges Fehlverhalten zu verhindern. Je nachdem, inwieweit der betroffene Mitarbeiter Einsicht zeigt, ist es das Ziel, einen konstruktiven Weg aus diesem Konflikt zu finden und Hilfe und Unterstützung anzubieten, um zukünftig solche Ausfälle zu verhindern. Da Kritikgespräche auch arbeitsrechtlich eine hohe Relevanz haben, sollten sie protokolliert und später von allen Beteiligten unterschrieben werden. Denn ein Kritikgespräch ist eine wichtige Vorstufe zu einer möglichen Abmahnung.

 Bei bestimmtem Fehlverhalten mit hohem Gefahrenpotential oder Schaden für Patienten kann ein Kritikgespräch auch ohne Feedback erfolgen.

Ein Kritikgespräch muss immer protokolliert werden. Inhalte des Protokolls:

1. Datum und Ort
2. Name, Abteilung, Stellenbeschreibung aller Beteiligten
3. Die Wahrnehmung: Fakten darlegen, Kernproblem benennen
4. Die Wirkung: »Ich habe das Gefühl, dass …« oder: »Es wirkt sich aus wie folgt …«
5. Wunsch: alternatives Verhalten aufzeigen
6. Stellungnahme des Mitarbeiters
7. Vereinbarung für die Zukunft
8. Konkrete Benennung von Hilfestellungen
9. Reflexionstermin vereinbaren
10. Unterschrift aller Anwesenden mit Datum und Ort

> Die Einladung zu einem Kritikgespräch erfolgt schriftlich, damit alle Beteiligten die Gelegenheit haben, sich vorzubereiten. Wichtig sind der Termin, der Hinweis auf weitere Teilnehmer und der Grund für die Einladung.

4.11 Mitarbeiter-Jahresgespräche

Auch hier bietet sich eine sehr gute Plattform, um einmal im Jahr frei zu reden, das Jahr aufzuarbeiten, ungefiltert Gedanken zu äußern mit dem Wissen, dass die Pflegeleitung sich Zeit nimmt und aufmerksam zuhört. Gerade deshalb ist besonders dieser Termin vorbereitungsintensiv und sollte am Ende in höchster Form klärend, motivierend und zielfördernd sein.

Wollen Kliniken ihren Wettbewerbsvorteil sichern, müssen sie gerade beim aktuellen Fachkräftemangel qualifizierte und motivierte Pflegekräfte dauerhaft an sich binden. Deren Leistungsfähigkeit zu erhalten und zu fördern, wird damit zur zentralen Führungsaufgabe. Ein wichtiges Instrument hierfür ist das *Mitarbeiter-Jahresgespräch (MJG)*. Damit wird die Zusammenarbeit zwischen Pflegeleitung und Mitarbeitern auf eine solide Basis gestellt und die Eigenverantwortung gestärkt. In diesem Gespräch wird Bilanz gezogen. Ein intensiver Dialog soll Tatsachen, Wünsche, Pläne und Forderungen auf den Tisch bringen. MJG sind auch ein wichtiges Instrument gegenseitiger Einflussnahme. So kann mithilfe des Jahresgesprächs Führung »von unten nach oben« praktiziert werden. Gleichzeitig ist es eine gute Chance für die Pflegeleitung zu erfahren, was auf der Station wirklich los ist. Entwicklungschancen und Ziele können erkannt und thematisiert werden.

Ein Mitarbeiter-Jahresgespräch ist niemals eine Einbahnstraße. Auch die Führungskraft bekommt Feedback und hat dadurch sogar die Chance, einen blinden Fleck zu reflektieren oder einfach auch mal ein Dankeschön zu bekommen für die gute Arbeit als Führungskraft.

4.11.1 Acht Elemente eines gelungenen Mitarbeiter-Jahresgesprächs aus Sicht des Mitarbeiters

Damit das Gespräch erfolgreich wird, ist eine gute Vorbereitung die solide Basis. Dazu gehört auch, das eigene Verhalten als Führung zu reflektieren und sich über persönliche Ziele klar zu werden. Die folgende Aufzählung gibt entscheidende Anhaltspunkte für den Eingeladenen, um sich gezielt auf das Mitarbeiter-Jahresgespräch mit der Pflegeleitung vorzubereiten. Die Pflegeleitung kann diese Anregungen geben, damit der Mitarbeiter vorher die Chance auf Reflexion nutzen kann und selber gut vorbereitet ist. Stellt die Pflegeleitung fest, dass der Mitarbeiter sich nicht vorbereitet hat, sollte die Bedeutung dieses Gesprächs nochmals erklärt werden. Sollte keine oder keine ausreichende Vorbereitung von einer der beiden Seiten erfolgt sein, macht es Sinn, einen neuen Termin abzustimmen.

1. Reflexion des Aufgabengebiets

Die Ist-Analyse: Welche Aufgaben waren Routine? Welche Aufgaben waren neu? Welche Aufgaben waren einfach, welche schwieriger zu bewältigen?

2. Zufriedenheit am Arbeitsplatz

Ein Thema, dass immer wichtiger wird. Die Fragen hierzu: Wie bewerte ich die Entwicklung des vergangenen Jahres im Nachhinein? Was waren die Highlights des Jahres? Auf welche Schwierigkeiten bin ich gestoßen? Auf einer Skala von 1 bis 6: Wie zufrieden war ich in den vergangenen Monaten mit meinem Arbeitsplatz? Was hat mich gefreut? Was hat mir Spaß gemacht? Was hat mich geärgert? Was motiviert mich? Was demotiviert mich? Wie bewerte ich das Verhältnis zu meinen Kollegen? Wie bewerte ich das Verhältnis zu meinen Mitarbeitern? Wie erlebe ich die Zusammenarbeit mit dem Chefarzt und meiner Pflegeleitung?

3. Auswertung der Zielerreichung

Wie hoch ist der Grad der Zielerreichung? Habe ich meine Ziele erreicht? Was hat die Zielerreichung erschwert? Was erleichtert? Konnte ich mich einbringen? Was hat mich gefördert? Was ausgebremst?

4. Auswertung der Maßnahmen zur Entwicklung der fachlichen und mentalen Leistungsfähigkeit

Wie weit bin ich im Laufe der vergangenen 12 Monate gekommen? Welche Maßnahmen wurden vereinbart und konnten umgesetzt werden? Was habe ich gelernt?

5. Formulierungen der Kernaufgaben

In der Regel sind es sieben bis neun Arbeitsaufgaben, die für die Arbeit aus der Station eine Schlüsselfunktion haben, ggf. auch eine besondere Qualifikation der Pflegekraft abdecken (z. B. Wundmanagement).

6. Ziele in den kommenden 12 Monaten

Hier geht es zum einen um die eigene, individuelle Wunschvorstellung. Welche Ziele möchte ich gern erreichen? Welche Unterstützung brauche ich dafür von meiner Pflegeleitung? Welche Unterstützung brauche ich von meinen Kollegen? Zum anderen zeigt die Leitungskraft auf, was die übergeordneten Ziele der Klinik, der Pflegedirektion der Stationsleitung selbst sind. Aus beiden Blöcken oder Feldern werden dann fünf bis sieben Ziele vereinbart.

7. Entwicklung der fachlichen und mentalen Leistungsfähigkeit

Was sind meine persönlichen Stärken in den letzten Monaten? Welche Steigerungsmöglichkeiten sehe ich? Welche Maßnahmen steigern bzw. erhalten meine Leistungsfähigkeit? Womit könnte mich mein Chef unterstützen?

8. Langfristige Entwicklungsperspektiven

Wie gut bin ich in die Klinik integriert? Welche Schwerpunkte setze ich für meine persönliche Entwicklung?

9. Feedback der Führungskraft an den Mitarbeiter

Hier darf es keine Überraschungen für den Mitarbeiter geben: was ihm jetzt rückgemeldet wird, ist die Zusammenfassung aller Feedbackgespräche im Laufe des Jahres

Ist er überrascht, zeugt das von einer mangelhaften Führungsarbeit unterjährig.

Jetzt liegt der Ball völlig beim Mitarbeiter. Er wird ermuntert, aus seiner Sicht die Zusammenarbeit mit der Leitungskraft auf den Prüfstand zu stellen und zu bewerten. Die Eckpunkte seines Feedbacks schreibt er selber in den Bogen. Die Möglichkeit, als Mitarbeiter eigene Gedanken und Vorstellungen zu allen Gesprächsteilen aktiv in das Gespräch einzubringen, stellt eine grundlegende und chancenreiche Entwicklung dar.

4.11.2 Ziel des Mitarbeiter-Jahresgespräches aus Sicht der Pflegeleitung

Mit der Einführung des MJGs erhält die Zusammenarbeit zwischen Führungskräften und Mitarbeitern eine verstärkt dialogorientierte Basis. Vor dem Hintergrund der steigenden Anforderungen an die Klinik und an die Leistungsfähigkeit aller Mitarbeiter, besitzen folgende Punkte einen besonderen Stellenwert:

- Die Sicherstellung des Informationsflusses über alle Ebenen und Berufsgruppen.
- Die kontinuierliche Arbeit an einer konstruktiven partnerschaftlichen Beziehung zwischen Führungskraft und Mitarbeiter.
- Die Vorbereitung ihrer Ziele, Verantwortlichkeiten und Standards für das anstehende Geschäftsjahr.
- Die Weiterentwicklung von Persönlichkeit und Qualifikation aller Mitarbeiter.

Mit dem Mitarbeiter-Jahresgespräch werden die Mitarbeiter stärker in das Klinikgeschehen eingebunden und ihre Eigeninitiative und ihr Verantwortungsbewusstsein ausgebaut.
Anregungen und Wünsche der Mitarbeiter sollten berücksichtigt und Unterstützungs- und Weiterbildungsmaßnahmen festgelegt werden, die es dem Mitarbeiter erleichtern, die vereinbarten Ziele und Aufgaben zu erreichen. Alles getreu dem Motto: Wer Leistung fordert, muss Sinn geben.

4.11.3 Termine, Fristen, Zeiten

Um die Zielhierarchie zu beachten, ist es zweckmäßig, die Gespräche mit jedem Mitarbeiter und »top-down« zu führen. Als Zeitraum eignen sich im Geschäftsjahr der 15.10. bis zum 15.12. Empfehlenswert ist ein kurzes Zwischengespräch nach fünf bis sechs Monaten, um die Umsetzung der Absprachen gemeinsam zu überprüfen und ggf. neue Ziele zu vereinbaren.

Spätestens eine Woche vor dem gemeinsam abgestimmten Gesprächstermin erhält der Mitarbeiter von der Leitungskraft eine Einladung und den Vorbereitungsbogen.

Für das erste MJG sollten bis zu 90 Minuten eingeplant werden. Im Einzelfall kann ein Gespräch auch bis zu zwei Stunden dauern. Wünschenswert ist es, sich nach hinten Luft zu lassen. Diese Gespräche sind wichtig und sollten ohne Zeitdruck stattfinden.

Das Mitarbeitergespräch ist weder ein Konfliktlösungsgespräch noch ein Gehaltsgespräch. Spannungen und Konflikte werden vorab aufgelöst. Das MJG gibt dann wieder beiden Gesprächspartnern eine Perspektive der konstruktiven Zusammenarbeit.

Der Wunsch des Mitarbeiters über sein Gehalt zu reden, wird aufgenommen und vermerkt. Es folgt ein zeitnaher Termin innerhalb von 4–6 Wochen.

Vorbereitung

Das Mitarbeitergespräch führt der disziplinarische Vorgesetzte. Jedes Gespräch muss von beiden Seiten sorgfältig vorbereitet werden, damit die Ernsthaftigkeit und die Bedeutung auch glaubhaft umgesetzt werden können. Durch die Einladung und die damit verbundenen Informationen hat auch der Mitarbeiter die Chance, sich intensiv vorzubereiten.

Protokollierung

Hilfreich dafür ist der Gesprächsleitfaden, der zu Beginn des Gespräches unausgefüllt ist. Gesprächseckpunkte und Vereinbarungen je Gliederungspunkt der Gesprächsunterlage können dann unmittelbar nach Abschluss des Gespräches von der Pflegeleitung in Abstimmung mit dem Mitarbeiter handschriftlich festgehalten werden.

Unterschriften

Führungskraft und Mitarbeiter bringen mit Ihrer Unterschrift zum Ausdruck, dass die Gesprächsunterlage die Ergebnisse des Gesprächs vollständig wiedergibt. Für Punkte, in denen keine Übereinstimmung erzielt wurde, bedeutet die Unterschrift lediglich die *Kenntnisnahme* des Protokolls.

Kopie der Gesprächsunterlagen

Jeder Mitarbeiter erhält unmittelbar nach dem Gespräch eine Kopie der ausgefüllten Gesprächsunterlage. Im Arbeitsalltag dient die Gesprächsunterlage Führungskräften und Mitarbeitern allein als Arbeitsmittel bei der Verfolgung der abgestimmten Ziele und Aufgaben sowie zur Vorbereitung auf das nächste MJG.

Orientierung an Zielen und Aufgaben

Zielvereinbarungen und die sich daraus ergebenden Aufgabenstellungen sind eine wichtige Basis für den Arbeitsalltag. Abweichungen von vereinbarten Zielen und Aufgaben passieren oftmals durch Führungsentscheidungen, durch Verschiebung der Prioritäten, durch nicht rechtzeitig und in ausreichender Menge zur Verfügung gestellte Ressourcen, durch Schnittstellenprobleme. Selbst wenn sie vom Mitarbeiter verursacht wurden, müssen sie nicht als ausschließlich negativ gewertet werden, sondern eher als Chance, aus erkannten Fehlern zu lernen. Im Laufe der Zeit können sich Ziele und Aufgaben ändern; einige Ziele und Aufgaben sind zum festgelegten Zeitpunkt erreicht. Andere stellen sich neu. Entsprechend müssen Zielvereinbarungen auch im laufenden Arbeitsprozess neu getroffen oder verändert werden. Dem dienen sowohl die im viermonatigen Abstand zwischen den MJGs geführten Zwischengespräche als auch die im ein- bis zweiwöchigen Abstand geführten Führungsgespräche (Jour fixe/15 bis 20 Minuten).

Gesprächsführung

Hilfreich ist die vorbereitete Gesprächsunterlage, an deren Punkten die Inhalte abgearbeitet werden. Der Erfolg des Gesprächs für den Klinikalltag hängt ganz wesentlich davon ab, ob es gelingt, konkrete Ziele, Aufgaben und Maßnahmen für die künftige Zusammenarbeit zu finden und genau zu beschreiben.

Die Chance

Mitarbeiter und Leitungskraft sollten die Chancen kennen und wertschätzen, die sich durch dieses Gespräch, die formulierten Wünsche und Ziele und die damit verbundene aktive Mitbestimmung bieten.

Konkrete Aufgaben oder Ziele werden *SMART* definiert:

- **S**pezifisch und vom Mitarbeiter steuerbar
- **M**essbar, auch für Außenstehende
- **A**ttaktiv im Sinne von motivationslenkend und -erhaltend
- **R**ealistisch und doch anspruchsvoll
- **T**erminiert, d. h. mit eindeutigen Terminen versehen

Das Mitarbeiter-Jahresgespräch ist immer eine Zusammenfassung vieler Gespräche innerhalb eines Jahres und ersetzt niemals den intensiven Dialog zwischen den Führungskräften und Mitarbeitern im täglichen Miteinander. Es zieht vielmehr ein Fazit über die zurückliegende Periode und die darin geführten Feedbackgespräche und stellt die Weichen für die nächsten Monate. Überraschungen für beide Gesprächspartner sind dann ausgeschlossen. Stoßen die Gesprächspartner dennoch auf Probleme, die die Beziehung belasten oder die Erreichung der Ziele erschweren, steht im Mittelpunkt der MJGs nicht die Suche nach dem Schuldigen, sondern die Problemlösung. Der Wille zum Konsens über gemeinsame Aufgaben und Ziele lässt sich nicht einfach anordnen. Es kommt vielmehr auf den ständigen Austausch über die unterschiedlichen Vorstellungen an. Im schlimmsten Fall kommt es zum Ergebnis, dass sich beide Seiten zunächst darin einig sind, uneinig zu sein. Die Fortsetzung des Gesprächs zu einem anderen Zeitpunkt kann dann hilfreich sein.

Fragenkatalog und Leitfaden für das Mitarbeiter-Jahresgespräch

Individuelle Aufgaben/Projekte der letzten Periode:
(Aufbauend auf der Stellenbeschreibung.)

- Was waren Ihre individuellen Aufgaben der letzten Monate?
- Für welche Projekte waren Sie verantwortlich?
- An welchen Projekten haben Sie sich beteiligt?
- Haben Sie zusätzliche Ämter/Verantwortlichkeiten oder Funktionen übernommen?

Wie zufrieden war und bin ich an meinem Arbeitsplatz?
(Highlights, Zusammenarbeit, Prozesse, Strukturen, Herausforderungen.)

- Welche Highlights gab es?
- Wie haben Sie die Zusammenarbeit im Team, mit Ihrer Führungskraft und mit anderen Berufsgruppen erlebt?
- Wie zufrieden sind Sie mit internen Abläufen und Strukturen?
- Wie zufrieden sind Sie mit der Arbeitsplatzausstattung?
- Welche Herausforderungen nehmen Sie wahr?
- Welche Veränderungen Ihres Aufgabengebietes haben Sie wahrgenommen?

Zurückblickend auf die vereinbarten Aufgaben/Ziele: Was war mein individueller Beitrag und was habe ich möglicherweise darüber hinaus beigetragen?

(Rückblick auf die Aufgaben/Ziele/Prioritäten der vergangenen Periode.)

- Welche Ziele/Aufgaben sind erreicht?
- Welche Ziele/Aufgaben sind noch offen?
- Was hat die Zielerreichung erschwert?
- Was hat die Zielerreichung erleichtert?
- Was ist bei noch offenen Zielen/Aufgaben zu tun?
- Welcher Unterstützungsbedarf besteht?
- Welche Ziele/Aufgaben haben sich zusätzlich ergeben?

Was war darüber hinaus schwierig bzw. womit habe ich mich schwergetan? Was war förderlich?
(Resümee des letzten Jahres; fachlich, sozial, Team)

- Welche Rahmenbedingungen empfinden Sie als förderlich, welche als hinderlich?
- Was motiviert Sie, was demotiviert Sie?
- Welche fachlichen Herausforderungen hatten Sie?
- Wo konnten Sie Ihr Fachwissen besonders gut einsetzen?
- Wie beurteilen Sie Ihre persönliche Entwicklung?

Was sind meine individuellen Aufgaben/Ziele/Prioritäten für die kommende Periode?

- Unternehmensziele, Abteilungsziele, persönliche Ziele
- Was sind die konkreten Unternehmensziele?
- Welche Ziele/Aufgaben ergeben sich für unsere Abteilung?
- Welche Ziele/Aufgaben halten Sie für besonders wichtig?
- Wie können Sie zur Zielerreichung beitragen?
- Was sind Ihre persönlichen Ziele?

Welche Maßnahmen zur Erhaltung, Erweiterung und Steigerung meiner Kompetenzen sowie meines Engagements sind in der kommenden Periode erforderlich?
(Fachlich, methodisch, sozial, persönlich.)

- Welche Fort- bzw. Weiterbildung benötigen Sie?
- In welchen Bereichen muss Ihr Wissen vertieft werden?

- Welche sozialen Kompetenzen werden zusätzlich benötigt?
- Wie schätzen Sie Ihre persönlichen Stärken ein?
- Was benötigen Sie von Ihrer Führungskraft?
- Welche Maßnahmen vereinbaren wir?
- Wer kümmert sich bis wann?

Welche ergänzenden Anregungen und welches Feedback sind uns wichtig?
Mitarbeiter:

- zum Gespräch
- zur Zusammenarbeit
- zu Wünschen und Erwartungen
- Ausdruck der Wertschätzung
- Folgegespräche

Pflegeleitung:

- zum Gespräch
- zur Zusammenarbeit
- zu Wünschen und Erwartungen
- Ausdruck der Wertschätzung
- Folgegespräche

Feedbackrunde

Das Mitarbeiter-Jahresgespräch lebt von der Bereitschaft beider Seiten, Feedback zu geben und nehmen zu können und zu wollen – insbesondere auch vom Feedback des Mitarbeiters an die Führungskraft. Jedes Feedback ist eine Chance, sich zu entwickeln.

MJG-Leitmotto für die Führungskraft: »*Der Mitarbeiter verlässt den Raum nach dem Gespräch mindestens mit der Motivation, mit der er ihn betreten hat.*«

4.12 Das Krankenrückkehrgespräch

Da die Kommunikation sich heute angepasst, modernisiert und verändert hat, stehen jetzt auch Themen im Fokus, die früher tabu waren – wie beispielsweise das Krankenrückkehrgespräch. Auch wenn in einem Krankenhaus alle Mitarbeiter unter einem massiven Druck stehen, ist die Devise zuerst: Krank ist krank. Das ist zu respektieren, auch wenn sich jemand in der Wahrnehmung anderer eher subjektiv krank fühlt. Wichtig ist allerdings für die Führungskraft, dem Mitarbeiter aus dem Fürsorgeprinzip heraus deutlich zu machen, dass auf Führungsebene durchaus zur Kenntnis genommen wurde, dass der Mitarbeiter krank war. Nach Rückkehr in den Job sollte die Mitteilung gegeben werden, dass man sich freut, dass die Krankheit überwunden ist, verbunden mit der Frage, ob der Mitarbeiter wieder voll einsetzbar ist und sich vom Team und der Führungskraft umsorgt fühlt. Oder ob es noch Folgen der Krankheit gibt, beispielsweise eine einschränkende Medikamenteneinnahme. Es ist ein Mythos zu glauben, dass man mit dem Mitarbeiter überhaupt nicht über seine Krankenzeit reden darf. Ein Tabuthema bleibt natürlich zu diesem Zeitpunkt die Diagnose bzw. der Grund der Erkrankung. Dieser kurze wertschätzende Austausch stellt bereits ein *erstes kurzes Krankenrückkehrgespräch* dar.

Ist jemand innerhalb weniger Wochen das zweite Mal für fünf und mehr Tage krank, folgt ein *zweites Krankenrückkehrgespräch*. Zu diesem Zeitpunkt ist bereits die Frage erlaubt, ob die Belastung im Job kausal mit der Erkrankung zusammenhängt und welche Möglichkeiten der Entlastung es eventuell geben könnte. Was kann der Arbeitgeber leisten, um die Gesundheit des Arbeitnehmers zu bewahren oder wiederherzustellen? Diese Fragen sind möglich und erlaubt.

Bei einer weiteren Krankmeldung innerhalb eines festgelegten Zeitraums erfolgt *das erste Fehlzeitengespräch*. Hier ist es angebracht, dem Mitarbeiter klar zu machen, dass seine häufige Abwesenheit von den Kollegen getragen wird und dass diese Kompensation dem Team Kraft kostet. Verstärkt werden jetzt Maßnahmen zur Entlastung und Gesunderhaltung abgestimmt, z. B. Teilnahme an einem Kurs für rückenschonende Patienten-Lagerung, sollten beispielsweise Rückenprobleme ein andauerndes Problem sein.

Darüber hinaus kann in diesem *ersten Fehlzeitengespräch* der Mitarbeiter gebeten werden, sich mit dem Betriebsarzt zusammenzusetzen, um das Thema seiner häufigen Erkrankungen durchzusprechen. Ein Inhalt kann dann auch die Frage sein, ob die aktuelle Tätigkeit in all ihrer Konsequenz die Richtige ist oder ob gegebenenfalls die Aufgaben verändert werden müssen.

Das zweite Fehlzeitengespräch, und somit das insgesamt vierte Gespräch, wird am ersten Arbeitstag nach der nächsten krankheitsbedingten Abwesenheit geführt (Teilnehmer: Der Mitarbeiter, die direkte Führungskraft, die nächsthöhere Führungskraft und ggf. weitere Teilnehmer). Zuvor sollte als Vorbereitung auf dieses Gespräch eine Fehlzeitenbewertung im Führungskreis durchgeführt werden, aus der die Entscheidung abgeleitet wird, ob der Mitarbeiter am Arbeitsplatz weiterbeschäftigt oder ihm alternative Arbeitsplätze angeboten werden sollten. Erst jetzt kann auch in Erwägung gezogen werden, eine Trennung vom Mitarbeiter einzuleiten. Dabei kann auch eine Überleitung an den oder die Beauftragte für Betriebliches Eingliederungsmanagement (BEM) des Krankenhauses besprochen werden.

Das alles immer unter dem Aspekt des Fürsorgeprinzips. Es geht zu keiner Zeit darum, dem Mitarbeiter vorzuwerfen, dass er zu oft krank ist, sondern um Anteilnahme, das Erkennen von Problemen und die Suche nach mittel- oder langfristigen Lösungen. Denn: Entsteht die Erkrankung deutlich aus der Arbeitsbelastung, muss eine andere Aufgabe gefunden oder die Arbeitszeit verkürzt werden.

Übrigens: Diese Gespräche sind erlaubt und rechtens. Sogar die Frage nach der Einnahme von Medikamenten, die möglicherweise die Leistungsfähigkeit bei der Arbeit oder gar die Patientensicherheit beeinflussen, darf aus der Organisationverantwortung der Führungskraft gestellt werden. Denn ein Mitarbeiter unter Medikamenteneinfluss kann eine erhebliche Gefahr im Arbeitsalltag für sich oder die Patienten bedeuten.

Grundsätzlich kann der Mitarbeiter immer einen Vertreter der MAV oder des Personal- bzw. Betriebsrates dazu bitten. Die Führungskraft wiederum sollte dessen Teilnahme nicht als Angriff auf ihre Integrität verstehen. Manche Mitarbeiter fühlen sich einfach sicherer mit einer neutralen Person im Raum. Passiert das allerdings öfter, wäre es als Pflegeleitung ratsam zu reflektieren, ob das

Vertrauensverhältnis zwischen Führungskraft und Mitarbeiter nicht gestört ist.

Immer mehr Krankenhäuser haben Belohnungssysteme eingeführt, wenn Kollegen über lange Zeit gesund bleiben und sich *nicht* krank melden. Das kann in Form von Einmalzahlungen als Prämie, Gutscheinen oder zusätzlichen freien Tagen geschehen. Es geht nicht darum, wirklich Kranke davon abzuhalten, sich zu Hause zu erholen, sondern darum, Mitarbeiter, die sich gesund erhalten, zu belohnen.

Zusammenfassung der Rückkehr- und Fehlzeitengespräche

Die Gespräche werden wie folgt gestaffelt und erfordern eine wohlwollende Atmosphäre in einem geschützten Raum.

1. Krankenrückkehrgespräch: Nach jeder, wenn auch nur kurzen, Abwesenheit wegen Krankheit wird der Mitarbeiter herzlich begrüßt und über die neuesten Entwicklungen informiert.
2. Krankenrückkehrgespräch: Eine Empfehlung wäre, sofort nach der Arbeitsaufnahme nach weiteren Krankheitstagen innerhalb von sechs Wochen drei bis fünf nachfolgenden Tagen am Stück innerhalb dieses Zeitraums durch die Stationsleitung.
1. Fehlzeitengespräch: Nach dem nächsten krankheitsbedingtem Ausfall innerhalb der nächsten sechs Wochen gemeinsam mit der Stationsleitung und der Pflegedienstleitung.
2. Fehlzeitengespräch: Nach dem nächsten krankheitsbedingtem Ausfall gemeinsam mit der Stationsleitung und der PDL und ggf. weiteren Teilnehmern.

Sollte das letzte Gespräch vor ca. drei Monaten stattgefunden haben, beginnt wieder das erste Rückkehrgespräch.

Unabhängig davon wie der zeitliche Rahmen einer solchen Gesprächsstruktur in einem Krankenhaus letztendlich geregelt wird, sollte jeder Einzelfall von Führungskräften bei zunehmenden Krankheitstagen und Gesprächsstufen immer auch mit der persönlichen Führungserfahrung, Menschenkenntnis und gesundem Menschenverstand betrachtet und abgewogen werden, auch vor dem Hintergrund der Führungsprinzipien.

4.13   Das Bleibegespräch

Mitarbeiter kommen in die Klinik, weil sie Interesse an einem Job haben. Sie kündigen irgendwann aufgrund eines neuen Lebenskonzepts, aber auch aus Frustration, mangelnder Wertschätzung, Unbeweglichkeit des Unternehmens oder einfach, weil der Chef einem nicht liegt. Wer sich ausgenutzt und ausgegrenzt fühlt, keine Bestätigung bekommt oder nicht versteht, was in der Klinik so los ist, hört lieber auf mit dem Job – erst kommt die innerliche Kündigung, dann die konkrete. In Zeiten des Pflegekräftemangels finden auch Menschen über 50, die früher eher verharrten als noch mal den Job zu wechseln, leichter neue berufliche Herausforderungen. Eine Station mit hoher Fluktuation hat in der Regel eine Leitung, die Mitarbeiter eher vergrault als hält. Und in jedem Krankenhaus gibt es diese eine Station, vor der im Grunde alle nur weg wollen. Wenn das Wort »Team« übersetzt wird mit »*toll, ein anderer macht's*« läuft grundlegend etwas schief. Auch wenn viele Krankenhäuser sparen müssen, kosten ein gutes Arbeitsklima, nette Kollegen, interessante Aufgaben und Entwicklungschancen nichts, bringen aber sehr viel. Richtig gute Mitarbeiter zeigen Interesse, bringen sich selbstständig ein, haben Ideen und prägen eine Abteilung oder eine Station mit ihrer Persönlichkeit. Ist ein solcher Mitarbeiter auf dem Sprung, möchte sich verändern oder hat keinen Spaß mehr an der täglichen Arbeit, kann ein *Bleibegespräch* das Mittel der Wahl sein. Eventuell hilft es sogar beiden Seiten bei der Reflexion. Das Ziel ist klar: Der Mitarbeiter soll der Klinik erhalten bleiben.

Sofort, wenn ein Mitarbeiter mit Kündigungsabsicht oder nur mit der Bitte um ein Zwischenzeugnis kommt, muss der Raum geschaffen werden für dieses Gespräch. Für die Pflegeleitung kann es hier hilfreich sein, das Protokoll des letzten Mitarbeiter-Jahresgesprächs zu lesen. Dann geht es darum, die richtigen Fragen zu stellen:

- Sind Sie unzufrieden?
- Was fehlt Ihnen in Struktur oder Ablauf?
- Sind Sie über- oder unterfordert?
- Gibt es Missverständnisse und Konflikte?
- Was kann ich für Sie tun?

Jetzt ist es wichtig, schnell einige Vereinbarungen zu verankern und sich an diese auch zwingend zu halten. Wer kann, plant Entwicklungsmöglichkeiten und vereinbart einen zeitnahen Folgetermin, um die ersten Umsetzungen zu überprüfen. Auch kreative Ideen sind eine gute Lösung:

- Wäre eine vorrübergehende Arbeitszeitverkürzung eine Möglichkeit?
- Ist der Wechsel in eine andere Schicht möglich?
- Muss es evtl. Mediationsgespräche mit der Führungskraft und/ oder den Kollegen geben, weil es hier Missverständnisse gibt?
- Vielleicht hilft auch eine längere Auszeit wie eine Kur, um sich zu erden und den Spaß an der Arbeit wiederzufinden.

4.14 Entwicklungsgespräche

Auch hier gilt, wie für alle anderen Gespräche: Vorbereitung ist das A und O. Sucht ein Mitarbeiter das Gespräch, weil er sich unterfordert fühlt, Weiterbildungen machen möchte, sich entwickeln will, eine bestimmte Karriere anstrebt, ist der disziplinarische Vorgesetzte gefragt. Umgekehrt obliegt es der Führungskraft, Feedback über bekannte Potentiale zu geben oder Entwicklungsnotwendigkeiten aufzuzeigen, Ziele vorzugeben und Aufgaben zu übertragen, gleichzeitig aber auch die Argumente und Meinungen des Mitarbeiters ernst nehmen. Die Formalien sind auch hier ähnlich. Schriftliche Einladung, Gesprächsablauf anhand eines Leitfadens, Protokoll mit Unterschrift. Wichtiger noch sind die Überprüfungen, ob eine Wunschvorstellung realistisch ist, in den Klinikalltag integriert und mittelfristig umgesetzt werden kann. Wünscht sich eine Pflegekraft mehr Weiterbildungen, sollte dies dringend unterstützt werden – immer fair und verteilungsgerecht den Kollegen gegenüber und in der Abgleichung des Selbst- und Fremdbildes.

Ziel ist es für alle Beteiligten, vorhandene Potentiale für Aufgaben mit höherer Fach- oder Führungsverantwortung zu erkennen, Selbst- und Fremdbild zueinander zu bringen und Entwicklungsperspektiven abzustimmen. So hält man exzellente Mitarbeiter in ihrer Identifikation und in der Klinik und gewinnt z. B. Führungskräfte aus eigenen Reihen, die das Haus sehr gut kennen.

Vorsicht bei Versprechen, die nicht gehalten werden können: Das schafft Frustration und führt am Ende unter Umständen zu der gefürchteten Fluktuation.

4.15 Über mehrere Ebenen hinweg: Das Gespräch mit dem Vorgesetzen, Oberarzt, Chefarzt oder der Geschäftsführung

Für Pflegeleitungen ist das Gespräch mit dem Chefarzt und den Leitenden Oberärzten tägliche Routine. Aber es gibt auch immer wieder Situationen, die einen anderen Rahmen benötigen: Bestehen beispielsweise Probleme in der berufsgruppenübergreifenden Zusammenarbeit? Sollen neue Prozesse oder Strukturen geprüft werden, die aus der Sicht der Pflegeleitung an der täglichen Basis der Klinik hilfreich wären? Gibt es Ideen für konstruktive Teambuilding-Maßnahmen? Solche Themen sollten während eines persönlichen Gesprächs unter vier Augen angesprochen werden, das geplant und als fester Termin fixiert wurde:

• Terminvereinbarung mit der Sekretärin.
• Stichwort geben, um was es geht.

- Zeitvorstellung vorgeben, angepasst an das Pensum des Chefarztes.
- Gut vorbereitet und argumentativ auf Augenhöhe in das Gespräch gehen.
- Nicht mehr als zwei Themen ansprechen – alles andere gehört in ein weiteres Gespräch.
- Nicht gleich eine Antwort erwarten, sondern um eine zeitnahe Rückmeldung bitten.
- Nach einer Woche an die ausstehende Rückmeldung erinnern und einen erneuten Termin festmachen.

> Wer im medizinischen Bereich eines Krankenhaus arbeitet, hat eines nie: Zeit. Deshalb: Setzen Sie Prioritäten, terminieren Sie Zeiträume für wichtige Gespräche und ziehen Sie diese diszipliniert durch. Gehen Sie respektvoll mit der Zeit anderer um. Oder, um Martin Luther zu zitieren: »Tritt fest auf, mach's Maul auf und hör bald auf«.

4.16 Digitale Kommunikation

Es geht nicht mehr ohne – alle sind über ihre Mobiltelefone und E-Mails miteinander verbunden. Das schafft kurze und vor allem schnelle Kommunikationswege, wenn auch alle damit kommunizieren. Das Kunstwort »Netiquette« (aus dem englischen Net für das digitale Netz und dem französischen Etiquette für die Verhaltensregeln) beschreibt dann auch, worum es geht. Auch wenn die Gespräche schriftlich erfolgen, sollten sie nicht einseitig sein. In eine E-Mail, die eine Kommunikation startet, gehören eine kurze und klar formulierte Betreff-Zeile, eine höfliche Anrede und Verabschiedung. Perfekt ist ein kurzer und prägnanter Text, der ohne zu scrollen, also auf einen Blick, erfasst werden kann.

Wer eine wichtige Mail bekommt, sollte kurz antworten, auch wenn subjektiv keine Zeit dafür ist. Es wird empfohlen, eine kurze

E-Mail lieber zwischen- als aufzuschieben, sonst vergisst man sie. Ein Satz wie »Danke. Ich habe Ihre Mail erhalten und melde mich später dazu« wirkt freundlich und der Partner weiß, dass die Nachricht angekommen ist. Ein hilfreiches Tool ist die Erinnerungsfunktion bei Outlook und anderen Systemen. Wichtige Mails ploppen so immer wieder auf und erinnern daran, dass jemand noch auf eine Handlung, Entscheidung oder Antwort wartet. Wer versucht, jemanden auf dem Handy zu erreichen, sollte stets beginnen mit einem kurzen »Hallo, passt es gerade? Es wäre wichtig.«, ohne gleich loszusprechen. So hat der Angerufene die Gelegenheit, ein störendes Gespräch schnell wieder zu beenden, ohne den Anrufer zu düpieren.

Eine Unsitte ist es, in Meetings das Handy nicht aus der Hand zu legen oder die ganze Zeit auf seinen Tablet-PC zu gucken. Es ist eine natürliche Besonderheit, dass jemand der liest oder schreibt nicht zuhören kann. Zudem ist es respektlos, wenn jemand vorträgt oder redet und der andere ihn mit zur Schau gestellter Missachtung straft. Natürlich müssen Klinikmitarbeiter erreichbar sein. Das Telefon darf also, stumm geschaltet, auf dem Tisch liegen und einen Anruf signalisieren. Aber das Mailkonto oder der Facebook-Status können auch mal warten. Bewährt hat sich mittlerweile auch, das Telefon während wichtiger Meetings im Stationssekretariat zu hinterlegen und sich dann nur in wirklich wichtigen Fällen stören zu lassen. Aufgelaufene Gespräche werden dann nach Sitzungsende abgearbeitet.

Wenn es schnell gehen soll: Greifen Sie zum Telefon. Das persönliche Gespräch – also Face-to-Face – ist im Alltag persönlicher und dem Telefon vorzuziehen. Wollen Sie allerdings einen Vorgang schaffen, der auch später noch nachzuvollziehen sein soll, schreiben Sie eine Mail. Sollten Sie keine Antwort bekommen, erinnern Sie nochmals mit einer zweiten Mail an den Vorgang. Bei Dienstanweisungen ist eine Lesebestätigung zwingend.

5   Wenn's mal schwierig wird – von Emotionen im Klinikalltag

Lange Zeit galt für Führungskräfte die Maxime, dass Emotionen im beruflichen Alltag nichts zu suchen haben. Inzwischen haben sich die Ansprüche gewandelt und immer wieder ist die Forderung zu hören: Führungskräfte sollten Gefühle zeigen und sich möglichst authentisch verhalten. Doch ist es im Klinikalltag sinnvoll, diesen Anspruch jederzeit zu erfüllen? Und was ist authentisches Verhalten in der Praxis?

Führung und Emotionen sind zweifelsohne miteinander verbunden. Gefühle sind immer vorhanden, auch im Führungsalltag: Zufriedenheit über die Therapiefortschritte des Patienten, Ärger über die Kollegin, die am Morgen zu spät zum Schichtwechsel erschienen ist, Betroffenheit über die Krebsdiagnose der Patientin mit den beiden kleinen Kindern, Hilflosigkeit im Umgang mit einem schwierigen Patienten oder Angehörigen, das Gefühl, vom eigenen Chef nicht verstanden zu werden usw. Solche und ähnliche Emotionen entstehen unweigerlich im Verlauf eines ganz normalen Arbeitstages.

Während die einfachen, positiven Gefühle wie Freude, Zufriedenheit, Spaß im Alltag keine Probleme bereiten, machen schwierige, negative Emotionen deutlich mehr Unannehmlichkeiten. Im Arbeitsalltag wirken sie wie Störenfriede, sie binden Aufmerksamkeit und Energie und lenken von der eigentlichen Geschäftsaufgabe ab. Über sie zu sprechen und sie differenziert zu beschreiben, fällt vielen Führungskräften schwer. Gelegentlich fallen die Beschreibungen dann so heftig aus, dass die Mitarbeiter die Reaktion ihres Chefs als unverhältnismäßig wahrnehmen.

Dabei ist es gerade im schnelllebigen und stressbelasteten Klinikalltag von großer Bedeutung, wie eine Leitungskraft mit ihren Gefühlen umgeht. Die emotionale Verfassung und das Verhalten wirken sich unmittelbar auf die Stimmung und Leistungsfähigkeit der Mitarbeiter aus. Das Arbeitsklima im Team hängt zum größten Teil von einer Person ab: der Leitungskraft. Wird dem Ärger ungefiltert, lautstark und schlimmstenfalls vor den Ohren unbeteiligter Dritter Luft gemacht oder eher das sachliche Gespräch unter vier Augen gesucht? Lässt die Leitungskraft das traurige Schicksal eines Patienten an sich ran oder grenzt sie sich mit stets höflich aber dennoch mit professioneller Distanz ab? Werden Situationen mit schwierigen Mitarbeitern ausgesessen oder wird aktiv Einfluss genommen, um wieder Ruhe in den Berufsalltag zu bringen? Mit welchen Gefühlen Führungskräfte auch immer in ihrem Klinikalltag konfrontiert sein mögen, es gibt immer verschiedene Möglichkeiten, damit umzugehen. Über eines sollten sich Pflegeleitungen dabei stets bewusst sein: Ihre Außenwirkung ist von großer Bedeutung für ihre Mitarbeiter. Ihr Verhalten wird wahrgenommen und kopiert – ob sie wollen oder nicht. Die nach außen gezeigte Stimmung ist Vorbild und Maßstab für das Team.

Im Grunde sind Emotionen gewollt, dennoch müssen Führungskräfte sich auch stets unter Kontrolle halten und aktiv lernen, negative Emotionen situativ zu kontrollieren bzw. zu kanalisieren. Sie können dem Ziel im Weg stehen, den Blick auf das Ziel unpassend verändern, zu Fehlentscheidungen und schlechter Kommunikation führen. Spontane – negative – Äußerungen, wenn sich beispielsweise ein Mitarbeiter krank meldet, führen auf Dauer auch zum Vertrauensverlust der Mitarbeiter, die die Reaktion der Leitungskraft verfolgen konnten. Im Kopf geht ihnen der Gedanke »so redet er auch über mich, wenn ich mal krank sein werde« herum. Wichtig ist immer und überall die professionelle Distanz der Leitungskraft.

5.1 Stimmungen färben ab

Daher macht es Sinn, seinen Fokus auf positive und wertschätzende Elemente zu legen und den respektvollen Umgang miteinander zu trainieren.

- Besprechungen sollten immer mit einer positiven Bemerkung beginnen und enden.
- Auch Teilergebnisse werden hervorgehoben und gelobt (*Erwischen* Sie Ihre Mitarbeiter beim Erfolg).
- Jeder ist aufmerksam, wenn ein anderer spricht.
- Der Umgang ist freundlich, respektvoll und wertschätzend.

Pflegeleitungen, die eine solche Kultur etablieren, bringen nicht nur sich selbst in eine zuversichtliche und ausgeglichene Stimmung, sondern auch ihr Team.

Aber ist solches Verhalten authentisch? Werden Emotionen damit nicht unter den Teppich gekehrt? Vielleicht wäre es authentischer, seinen Gefühlen freien Lauf zu lassen. Hier greift die Professionalität in Übereinstimmung mit der Überzeugung, seine Gefühle kanalisieren und steuern zu können und nur eine gewisse Transparenz seiner Emotionen zuzulassen.

5.2   Blauköpfchen, Rotköpfchen

Gespräche und Emotionen gehören zusammen. Selbst wenn ein Gespräch oberflächlich neutral läuft, liegt es einfach daran, dass die emotionale Ebene bereits geklärt ist. Wenn alles ruhig und entspannt läuft, sollte eine menschliche Gemütsverfassung ausgeglichen sein. Die Emotionen und Gefühle (hier bezeichnet als roter Bereich) halten sich die Waage mit der Ratio, also den Inhalten und dem eigenen Wertekodex (blauer Bereich).

Bei Ärger, Wut, Trauer oder Angst können Emotionen überschäumen. Dann verdrängt der rote Bereich, also die Emotion, den blauen Anteil – die Ratio – und reduziert ihn so auf ein Minimum. Dieses Minimum an Blau schützt vor Aggressionen oder Auto-Aggression, also davor, zuzuschlagen oder gleich aus dem Fenster zu springen. In dieser Phase ist der Gesprächspartner logisch rationalen Argumenten nicht aufgeschlossen. Er nimmt die Welt nur noch verzerrt wahr und hört selektiv, beispielsweise über das Beziehungs- oder das Appell-Ohr. Der Betroffene ist seinen Emotionen ausgeliefert und nicht in der Lage, objektiv zu sein. Er verliert sein Ziel aus den Augen.

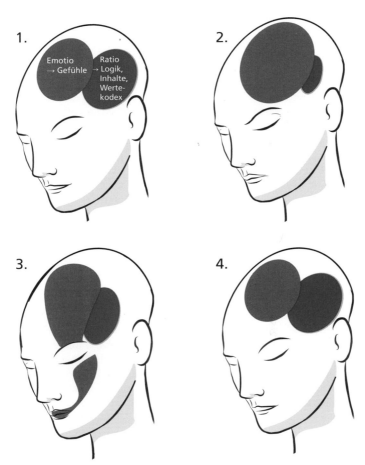

Abb. 10: Rotköpfchen und Blauköpfchen

1. Beim »Blauköpfchen« sind Emotio (Gefühle) und Ratio (Logik, Inhalte, Wertekodex) ausgeglichen. Blauköpfchen ist zugänglich für sachliche Argumente, ist ansprache- und absprachefähig und beschreibt Menschen in einem ausgeglichenen Zustand.

2. Bei Ärger, Wut, Traurigkeit oder Angst verdrängt der rote Bereich, also die überschäumenden Gefühle, den blauen Anteil und reduziert ihn auf ein Minimum. Dieses Minimum an Ratio schützt vor Aggression, z. B. durch Zuschlagen oder Autoaggression, wie aus dem Fenster zu springen etc. In dieser Phase ist der Gesprächspartner logisch rationalen Argumenten gegenüber nicht aufgeschlossen. Er ist zum »Rotköpfchen« geworden und damit weder ansprache-, noch absprachefähig. Auf der Sachebene zu diskutieren, bringt das Gespräch nicht mehr voran.

3. Wie schaffen wir es, »Rotköpfchen« wieder zu »Blauköpfchen« zu machen, sprich, ihn für Argumente, Lösungen ansprechbar zu machen? Emotionen einfach ignorieren oder ein Beharren auf »Jetzt bleiben Sie doch mal sachlich!« bewirken eher das Gegenteil, je mehr versucht wird, Emotionen herunterzuspielen, desto mehr Druck wird aufgebaut. Stattdessen muss man auch hier, im übertragenen Sinne wie auch in der Medizin, eine Drainage legen, um den übermäßigen Anteil Emotio abfließen zu lassen. Dieses Abfließen wird begünstigt durch die Gesprächstechnik des Aktiven Zuhörens. Die Emotionalität des anderen anzuerkennen und ernst zu nehmen, kann ein Anfang sein: »Ich nehme wahr, Sie sind gerade sehr aufgebracht. Das besorgt mich. Was genau macht Sie momentan wütend?«

4. Die Gefühle spiegeln, paraphrasieren und viele offene Fragen stellen, bei denen der andere über sich und das reden kann, was ihn aufwühlt, zeigen im Rahmen des Aktiven Zuhörens ihre Wertschätzung, Achtsamkeit und Respekt und können Emotio und Ratio wieder ins Gleichgewicht bringen. Aus Rotköpfchen wird so wieder ein Blauköpfchen, das wieder ansprache- und absprachefähig ist. Erst jetzt kann sachlich weitergearbeitet werden.

Um aus einem Rotköpfchen wieder ein Blauköpfchen zu machen, das offen ist für Argumente und Lösungsvorschläge, hilft *Aktives Zuhören*. Dazu gehören Verhaltenstechniken, wie die aufgefangenen Gefühle zu spiegeln, offene Fragen zu stellen und mit seinen eigenen Worten zu wiederholen, was sein Gegenüber gesagt hat (Paraphrasieren). Außerdem offen gezeigte Wertschätzung, Achtsamkeit und Respekt. Ist diese Phase überstanden, sind beide Teile- rot und blau- in der Regel wieder ausgeglichen. In solchen Situationen ist es wichtig, das Tempo zu reduzieren und die Gefühle aller Beteiligten auf einen Tisch zu bringen.

Jetzt kann das Ziel auf Sachebene erneut in den Fokus genommen werden, da der Mensch wieder ansprechbar und in der Lage ist, zuzuhören und weitestgehend logisch zu agieren.

6 Konfliktgespräche und Krisenmanagement

»Ein Weg, einen Konflikt zu lösen, ist, ihn zusammen zu überwinden. Dann kann man ihn immer noch aus dem Weg räumen.«
Joachim Panten (1947–2007), deutscher Aphoristiker und Publizist

Wo und wenn Menschen aufeinandertreffen, entstehen Konflikte. Das Leben ist kein Ponyhof – schon gar nicht auf einer arbeitsüberlasteten Station im Krankenhaus. Eine große Ursache, Konflikte überhaupt entstehen zu lassen, liegt sicherlich darin, sie lange und leise schwelen zu lassen – absichtlich, aus Ignoranz, Müdigkeit oder Unwissenheit. Sie haben ihre eigene Dynamik. Und wer das nicht rechtzeitig erkennt und eingreift, muss später intensiver handeln.

> Nicht jede Meinungsverschiedenheit ist ein Konflikt. Manchmal geht es nur um unterschiedliche Ansichten oder Interessen. Ein Konflikt hingegen ist ein sozialer Tatbestand, bei dem mindestens zwei Parteien (Einzelpersonen, Gruppen, Staaten) beteiligt sind, die erstens unterschiedliche, vom Ausgangspunkt her unvereinbare Ziele verfolgen oder das gleiche Ziel anstreben, welches aber nur eine Partei erreichen kann oder die zweitens unterschiedliche, vom Ausgangspunkt her unvereinbare Mittel zur Erreichung eines bestimmten Zieles anwenden wollen. (nach Ulrike C. Wasmuth)

Die Stufen der Eskalation hat der Ökonom Glasl bereits 1980 so beschrieben:

- Stufe 1 – Verhärtung: Die Konflikte beginnen mit Spannungen, gelegentlich prellen Meinungen aufeinander.
- Stufe 2 – Debatte: Die Konfliktpartner denken über Strategien nach, den anderen zu überzeugen. Es kommt immer häufiger zum Streit. Die Beteiligten bekommen den Tunnelblick.
- Stufe 3 – Taten statt Worte: Der Druck wird erhöht, Gespräche werden abgebrochen, das Mitgefühl für den anderen verschwindet.
- Stufe 4 – Koalitionen: Der Konflikt verstärkt sich durch die Suche nach Sympathisanten. Jeder glaubt sich im Recht.
- Stufe 5 – Gesichtsverlust: Der Gegner soll in seiner Identität beschädigt werden.
- Stufe 6 – Drohstrategien: Mit Drohungen wird versucht, die Situation zu dominieren. Machtgebaren wird deutlich.
- Stufe 7 – Begrenzte Vernichtung: Man will dem Gegner mit allen Mitteln schaden.
- Stufe 8 – Zersplitterung. Jetzt ist alles auf die Vernichtung des Gegners konzentriert.
- Stufe 9 – Gemeinsam in den Abgrund. Man ist bereit, sich gemeinsam mit dem Gegner in den Abgrund zu stürzen.

Aber es geht natürlich auch anders. Konflikte, werden sie rechtzeitig erkannt, können sogar eine Chance sein: Sie verhindern Stagnationen, führen zu neuen Lösungen, schaffen Gruppenidentitäten und Gemeinschaftserlebnisse, bewirken Veränderungen in jedem Einzelnen und im gesellschaftlichen Umfeld und bauen Feindbilder ab. Dafür ist es allerdings elementar, sie zu erkennen und mit Hilfe von Schlichtung, Mediation und Klärung zu einem guten Ende zu bringen.

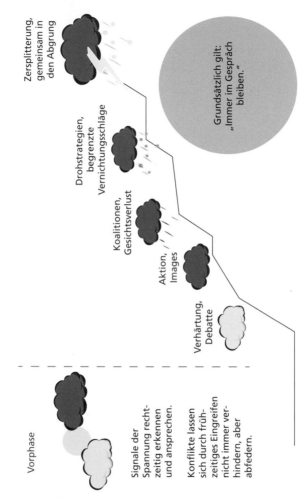

Abb. 11: Konfliktphasen

Zersplitterung, gemeinsam in den Abgrung

Grundsätzlich gilt: „Immer im Gespräch bleiben."

Drohstrategien, begrenzte Vernichtungsschläge

Koalitionen, Gesichtsverlust

Aktion, Images

Verhärtung, Debatte

Vorphase

Signale der Spannung rechtzeitig erkennen und ansprechen.

Konflikte lassen sich durch frühzeitiges Eingreifen nicht immer verhindern, aber abfedern.

6.1 Erkenne Dich selber –
Ich im konkreten Konflikt

Eine plötzlich aufkommende Krisensituation, ein Konflikt, ein Streit schaffen zunächst nur eines: Irritation. Jeder kennt dieses Gefühl, überraschend einer unerwarteten Situation gegenüberzustehen. Emotionen überschwemmen den Körper, verbunden mit nicht steuerbaren Hormonausschüttungen. Erfahrungen treffen auf anachronistische Verhaltensformen. Die Reaktion auf eine bestimmte Situation ist abhängig vom Charakter und der Lebenserfahrung. Manche Zeitgenossen sind nicht aus der Ruhe zu bringen, andere reagieren bereits bei einer Kleinigkeit zornig und laut. Hilfestellung bieten so genannte Selbstanalysen. Sie bringen Klarheit in das eigene Verhalten und helfen bei der Reflexion. So werden die Chancen auf eine faire und positive Konfliktlösung im Berufsleben größer.

Die Selbstanalyse beinhaltet zwei Fragekomplexe. Wer die Fragen für sich beantwortet, ist schon einen großen Schritt weiter.

1. **Mein Bild von mir**
   Was trübt meinen Blick auf? Welche Verhaltensweisen werden von mir erwartet? Welche Rolle spielen für mich Vorbilder und Medien? Habe ich ethische Normen und Vorbilder? Welches Verhaltensrepertoire steht mir zur Verfügung? Was sind für mich richtige und was falsche Handlungen im Konflikt und die Kriterien dafür?

2. **Mein Bild von den Anderen**
   Welches Bild (in meiner Wahrnehmung) haben andere Konfliktparteien von mir? Welche Verhaltensweise erwarte ich von anderen? Wovon hängen diese Erwartungen ab? Habe ich meine Erwartungen im Gespräch offengelegt? Welche Rollen spielen die (Bezugs-)Gruppe, die Medien, die ethischen Normen für das Verhalten anderer? Was sind für die Konfliktparteien richtige und falsche Handlungen im Kontext mit dem aktuellen Konflikt?

6.2   Das Eisberg-Modell

Die Dynamik bei einem Konflikt wird oft mit einem Eisberg verglichen. Das Eisberg-Modell veranschaulicht, dass nur ein kleiner Teil dessen, was einen Konflikt bestimmt, an der Oberfläche sichtbar ist. Bei einem Eisberg befinden sich 90 % unter Wasser und sind damit für den oberflächlichen Blick unsichtbar – bestimmen jedoch die Größe und das Verhalten des Eisberges. Das Eisbergmodell wird oft angewandt um zu veranschaulichen, dass nur ein Teil des Konfliktgeschehens und der Konfliktdynamik offensichtlich ist. Die anderen Teile der Dynamik müssen erschlossen werden. Konflikte finden immer auf beiden Ebenen zugleich statt: auf einer Sach- und auf einer psychosozialen Ebene. Um den Konflikt zu erkennen und lösungsorientiert zu handeln, ist es wichtig, beide Ebenen zu kennen, ihre gegenseitige Beeinflussung zu sehen und sie dann noch auseinanderhalten zu können.

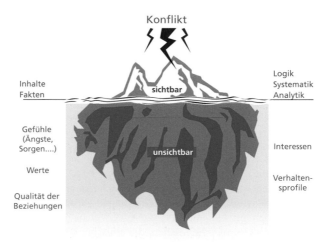

Abb. 12: Eisbergmodell: Der sichtbare Konflikt ist nur die Spitze des Eisbergs. Unter der Oberfläche gibt es zahlreiche Gründe für diesen Konflikt.

Die Sachebene ist die Spitze des Eisberges und zeigt sich in den formulierten Sachthemen, dem beobachtbaren Verhalten, den Fakten.

Die psychosoziale Ebene sind die Ängste, Unsicherheiten, Wünsche, Gefühle, Tabus. Sie sind eher subkutan, nicht unmittelbar zu beobachten, aber dennoch massiv vorhanden. Leider bleiben sie häufig unausgesprochen und wirken so unschön im Verborgenen.

Häufig dominiert die psychosoziale Ebene den Konflikt. Je stärker eine Situation eskaliert, desto mehr gewinnt diese Ebene an Gewicht. Diese Dynamik zu erkennen und zu verstehen ist deshalb ein wichtiger Schritt, um den Konflikt zu sehen und zu verstehen. Die psychosoziale Ebene ins Bewusstsein zu heben und damit die unbewusste Dynamik zu entziehen, bedeutet, den eigentlichen Konfliktgegenstand wieder ins Blickfeld zurückzuholen und ihn somit wieder verhandelbar zu machen.

6.3 Deeskalation von Spannungen

Wenn zwei sich »anzoffen«, sollte der, der diese Spannungen spürt und beenden will, aktiv eingreifen, die Probleme thematisieren und so das Gespräch wieder auf eine neutrale Ebene bringen. In der Folge geführte Kritikgespräche beziehungsweise kritische Gespräche sollten immer unter vier Augen und niemals in Anwesenheit Dritter stattfinden, damit es keine Schlammschlacht gibt, die unter schlechten Umständen sofort nach außen getragen wird und somit Raum für Spekulationen und Tratsch gibt. Die chinesische Weisheit »Hilf dem anderen, sein Gesicht zu wahren.« gilt auch in unseren Kulturkreisen. Verliert jemand vor anderen sein Gesicht, aufgrund negativen Feedbacks, kann sein Wille zur Veränderung um ein Vielfaches eingeschränkt sein und eher zu Aggressionen und Widerstand führen. Umgekehrt hat auch der Feedbackgeber unter Umständen Schwierigkeiten, zurückzurudern. Befinden sich die Kontrahenten dagegen in einem geschützten Raum ohne Zeugen, bleiben alle Wege aus diesem Konflikt offen. Wenn es keine Lösung zu geben scheint, macht es jedoch Sinn, sich Hilfe durch einen Mediator zu holen.

6.4 Problemlösungen

Achtung: Nicht jedes ungelößte Problem ist gleich ein Konflikt! Dennoch müssen Lösungen her. Sowohl Gewalt als auch Druck oder ein autokratischer Führungsstil sind langfristig keine Lösung. Wer ein Problem erkennt und lösen will, muss strategisch vorgehen:

1. Problemdefinition: Welches Problem besteht aus welchen Gründen? Das Problem besteht darin, dass ...
2. Zielbestimmung: Das Problem ist gelöst, wenn ...
3. Problemanalyse: Seit wann besteht das Problem? Wer ist beteiligt?
4. Ideensammlung: Alles ist möglich – auch das anscheinend unmögliche.
5. Ideenauswahl/Entscheidung: Maßstab zur Auswahl der Ideen entwickeln und anlegen.
6. Maßnahmenplan: Wer mit wem was wann und wie?
7. Evaluation: Wiedervorlage nach einer vorher festgelegten Zeit
8. Analyse potentieller – neuer bzw. anderer – Probleme: Was machen wir, wenn die Lösung schief geht?

Helfen Gespräche nicht mehr, kann eine Mediation das Mittel der Wahl sein. Ganz am Ende steht eine höhere Instanz wie ein Gericht, oder nach Nitzsche: »... die letzte aller Türen, noch nie an allen geklopft.«

 Sollten an der Stelle der Ideenauswahl/Entscheidung zwischen den Beteiligten Spannungen aufkommen, sind diese ernst zu nehmen, die dahinterstehenden Bedarfe und Ziele herauszuarbeiten und eine Lösung mit allen Beteiligten zu erarbeiten, bei der möglichst jeder, wenn auch schmerzhaft, Positionen aufgibt. So lässt sich vermeiden, dass aus einem Problem ein Konflikt wird.

6.5 Umgang mit starken Emotionen, Widerständen und Angriffen

Jeder kann jederzeit und jeden Tag in eine Konfliktsituation geraten – überraschend und unerwartet. Nicht jeder reagiert gleich, wenn er angegriffen wird oder sich plötzlich einem Problem stellen muss. Das löst als Kurzzeit-Notfall-Programm Stress aus, der Körper wird mit Adrenalin überschüttet. Aus evolutionsbiologischer Sicht gibt es dann drei unterschiedliche Reaktionen, die heute noch genauso gelten wie zu Zeiten der Säbelzahntiger: *Fight, flight, freeze* – kämpfen, flüchten oder erstarren. Also die Flucht aus einer Situation, die Bereitschaft zum Kampf oder Erstarren und Bewegungsunfähigkeit vor Entsetzen oder Angst. Während die ersten beiden Verhaltensweisen für Betroffene eine Art Chance darstellen, der Situation aktiv zu entkommen, steht das Einfrieren für Schock, Hoffnungslosigkeit, Blockade. Der Mensch ergibt sich. Da Prügeleien im OP eher unüblich sind, gehen wir zwar scheinbar *erwachsen* mit der Situation um, aber innerlich kann es brodeln: Entstehen hochbrisante Konfliktsituationen, die zu eskalieren drohen, muss unverzüglich reagiert werden.

Dabei helfen zwischenmenschliche Instrumente:

1. Schritt: Blickkontakt herstellen, Körper zuwenden, Interesse bekunden.
2. Schritt: Aufmerksamkeit und Anerkennung signalisieren.

3. Schritt: Problem ansprechen, versuchen zu verstehen und zu definieren.
4. Schritt: Bereitschaft zur Analyse fordern und anbieten.
5. Schritt: eine gemeinsame produktive Problemlösung finden und Absprachen treffen.

Und auch hier gilt: Wenn möglich, niemals vor Dritten! Manchmal ist es hilfreich, einen späteren Termin zur Konfliktaussprache festzulegen in der Hoffnung, dass bis dahin die Gemüter wieder herunter gekühlt sind. Nutzen Sie Ihre Kenntnisse im Umgang mit Rot- und Blauköpfchen.

6.6 Das Harvard-Konzept: Der Unterschied zwischen Kompromiss und Win-win als Lösungsansatz

Das *Harvard-Konzept* wurde von den Rechtswissenschaftlern Roger Fisher und William Ury an der Harvard Universität im Rahmen des »Harvard Negotiation Projects« entwickelt. Die Idee war, in Konflikten wirkungsvolle und vor allem friedliche Lösungen zu finden.

Um dieses Ziel zu erreichen, sind mehrere Schritte nötig:

1. Emotionen schonen: Person und Sachverhalt werden voneinander getrennt. Der Umgang sollte vorurteilsfrei und wertschätzend sein.
2. Schwerpunkt verlagern: Die Gesprächspartner reden über Interessen, nicht über Positionen. Oberstes Ziel ist es hier, einen Lösungsansatz zu finden, der im Interesse aller Beteiligten liegt.
3. Optionen entwickeln: Entwicklung mehrerer kreativer Optionen. Nicht die einzig wahre Lösung anstreben, sondern umsetzbare Alternativen suchen und formulieren.

4. Neutralität wahren: Unabhängige und neutrale Beurteilungskriterien hinzuziehen.
5. Alternativen haben und Entwickeln.
6. Vereinbarung treffen: Schaffen einer Win-win-Situation.

Konkret bedeutet das: Bei Konflikten in der Abteilung oder auf Station ist es wichtig, dass beide Seiten ihre gegenseitigen Bedürfnisse, die vorher analysiert und benannt wurden, bei der Suche nach einer Lösung im Blick haben und berücksichtigen. Gelingt dies, wird die Stärke und Vehemenz des Konfliktes unter Umständen alle überraschen. Werden nur die Bedürfnisse einer Partei berücksichtigt, hat die andere Seite automatisch das Gefühl, immer nachzugeben und dadurch in einer benachteiligten Position zu sein. Die Balance zwischen Geben und Nehmen sollte gegeben sein, sonst gerät der Klinikalltag in eine gefährliche Schieflage. Ein kurzfristiger Sieg in einem Konflikt, der dem anderen gezeigt hat, dass sich eine Seite durchsetzen kann, führt unter Umständen zu einer monatelangen massiven Spannung.

Im Grunde gibt es nur eine einzige Lösung, die richtig und gut ist und auch trägt: Die Win-win-Situation. Win-win meint, jede der beteiligten Parteien gibt schmerzhaft etwas ab, was wichtig erscheint. Dadurch bekommt die Lösung eine hohe Nachhaltigkeit und Sicherheit. Der Kompromiss, frei nach dem Motto »eine Hand wäscht die andere und in der Folge bleiben alle Hände schmutzig« trägt auf Dauer nicht. Es wird immer wichtiger, auch in der gesellschaftlichen Sprache, zwischen Kompromiss und Win-win zu unterscheiden. Kompromisse halten oftmals nicht, da nicht berücksichtig wird, dass beide Seiten etwas abgeben müssen, damit ein emotionales Gleichgewicht hergestellt wird, das alle Seiten gerecht behandelt. Bei einer Win-win-Situation zeigen beide Seiten gleichermaßen, wie wichtig ihnen eine gerechte Lösung ist.

Auf dem Tisch zwischen zwei Gesprächspartnern liegt eine große Orange. Beide argumentieren, dass sie gerne diese Orange jeweils für sich hätten. Das kann eine endlos lange Diskussion werden bis hin zu einem Winner-Loser-Ausgang: Einer bekommt die Orange, der andere geht leer aus.

Nahe liegt der Lösungsvorschlag, ein Messer zu nehmen und die Orange zu teilen. Auf den ersten Blick ein guter Kompromiss. Was aber, wenn danach trotzdem beide weiterhin unzufrieden sind mit der Lösung? Hilfreicher könnte es eher sein, den jeweiligen Bedarf hinter dem Wunsch nach der Orange herauszuarbeiten. Was möchte der jeweils andere mit der Orange denn genau machen? Stellen Sie sich nun vor, der eine sagt: »Ich möchte aus dem Fruchtfleisch gerne einen leckeren Orangensaft machen.« Und der andere gesteht: »Ich möchte aus der Schale gerne einen leckeren Orangen-Tee herstellen.«

Hier wäre die für beide optimale Lösung: Mit dem Messer wird die Orange geschält, der eine erhält die Schale um Tee herzustellen, der andere das Fruchtfleisch, um daraus den Saft zu pressen. Erst dies ist ein Win-Win, das langfristig und nachhaltig trägt.

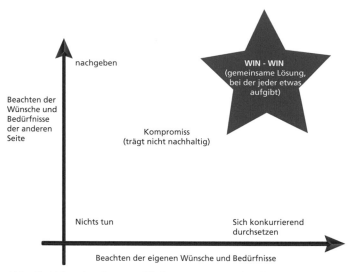

Abb. 13: Win-win: Eine Konfliktlösung ist am nachhaltigsten, wenn sie gemeinsam entwickelt wurde und jeder etwas aufgibt.

Und zum Schluss ...

Mit dem vorliegenden Band »Gesprächsführung« haben Sie einen guten Leitfaden, um durch die Tücken des Alltags zu kommen. Sie haben gelernt, dass jedes Gespräch eine eigene Dynamik hat. Manche brauchen intensive Vor- und Nachbereitungen, andere sollten fester Bestandteil Ihres Berufsalltags und damit Routine werden. Ein kleiner Tipp: die im Buch befindlichen Gesprächsleitfäden sind brauchbare Alltagshilfen, die Sie dabei unterstützen, so manche gefährliche Klippe zu umschiffen. Kopieren Sie diese Blätter und machen Sie es sich zur Angewohnheit, wenigstens anfangs zur Gesprächsvorbereitung und der anschließenden Analyse mit ihnen zu arbeiten. Sie werden sehen, dass Ihnen damit vieles leichter fällt. Wer mit seinen Mitarbeitern gut, fair und professionell kommuniziert, schafft es auch, aus einer Gruppe ein Team zu machen. Womit wir inhaltlich beim dritten Band dieser Reihe wären: »Teamarbeit und berufsgruppenübergreifende Zusammenarbeit«. Dabei geht es dann beispielsweise um die Grundbedingungen von Teams, Teamentwicklungen, Anforderungen an den Teamleiter und wie es Ihnen gelingt, aus Ihren Mitarbeitern ein motiviertes Top-Team zu machen. Es bleibt also spannend!

Anhang:
Hilfreiche Gesprächsleitfäden und Checklisten zur Vor- und Nachbereitung sowie zur Durchführung von Gesprächen

Viel zu oft werden auch schwierige Gespräche leider ohne gute Vorbereitung geführt. Hier können die unten angegebenen Checklisten helfen.
Die folgende Checkliste dient der grundsätzlichen Einstimmung auf das Gespräch und den Gesprächspartner.

1. Gesprächsvorbereitung: Was sollten Sie angesichts der Verhaltenstendenzen dieses Gesprächspartners unbedingt tun und was lassen?
2. Gesprächseinstieg: Wie viel und welche Art von Gespräch ist für diese Person am geeignetsten?
3. Fragen stellen und beantworten: Welche Fragen stellen Sie, um die persönlichen und organisatorischen »heißen Themen« herauszufinden?
4. Vorteils-/Nutzenargumentation: Welche eindrucksvollen Aussagen können Sie zur Untermauerung Ihrer Aussagen/Themen machen, die dem Verhaltensstil dieser Person entsprechen?
5. Einwandbehandlung: Welche Sorgen (z. B. Einwände, Befürchtungen) wird diese Person wahrscheinlich äußern, und wie können Sie diese verringern?
6. Abschluss: Welche Vorgehensweise wird am ehesten einen positiven Entschluss/eine positive Entscheidung dieser Person herbeiführen?
7. Nachbetreuung: Welche nächsten Schritte/Rückmeldungen wird er/sie angesichts seines/ihres Verhaltensstils von Ihnen erwarten, und wie können Sie am besten darauf eingehen?

Danach wird die konkrete Vorgehensweise durch die zweite
Checkliste festgelegt. Sie unterstützt, sich selber klar zu
werden, über den besten Gesprächsleitfadenablauf und
die gewünschten Ziele, die erreicht werden sollen:

1. Was sind meine ein bis zwei wichtigsten Ziele?
2. Was sind meine ein bis zwei Ausweichziele?
3. Was sind meine ein bis zwei Botschaften?
4. Wie *tickt* mein Gegenüber?
5. Was könnten seine Ziele, Interessen, Motive sein?
6. Wie wird er reagieren?
7. Wie reagiere ich darauf?
8. Was ist der »Worst Case«, also das Schlimmste, was passieren kann?
9. Wie reagiere ich dann?
10. Wie steige ich in das Gespräch ein?
11. Wie schließe ich das Gespräch?

Bei besonders schwierigen Gesprächen gelten auch besondere
Regeln. Hier eine weitere Checkliste:

Vorbereitung:

1. Wer sind die beteiligten Personen?
2. Worum geht es genau?
3. Wie ist der zeitliche Rahmen?
4. Wer nahm den ersten Kontakt auf?
5. Um welches Thema geht es exakt?

Die vierte Checkliste dient der Nachbereitung, die leider auch im Klinikalltag zu oft zu kurz kommt, insbesondere wenn ein Thema über mehrere Gespräche behandelt werden muss. So lässt sich herausfinden, was beim nächsten Mal anders oder einfach besser laufen kann.

Gesprächseinstieg

a) Wie kamen Sie miteinander aus? Wie war die Atmosphäre?
b) Welche Änderungen könnte ein nächstes Gespräch für Sie beide angenehmer machen?

Fragen stellen und beantworten

a) Welche »heißen Themen« haben Sie entdeckt?
b) Sonstige Fragen, die Sie beim nächsten Gespräch stellen könnten.

Vorteils-/Nutzenargumentation

a) Welche Aussagen zu den Themen und Argumenten waren wirkungsvoll?
b) Sonstige Aussagen/Argumente, die nächstes Mal eingebracht werden können.

Einwandbehandlung

a) Was waren die hauptsächlichen Bedenken des Gesprächspartners?
b) Welche Antworten könnten Sie im nächsten Gespräch bringen, um diese Bedenken aus dem Weg zu räumen?

Abschluss

a) Haben Sie versucht, einen Abschluss zu erreichen? Wenn ja, mit welchem Ergebnis?

b) Welche Strategie wenden Sie das nächste Mal an, um das Gespräch positiv zu beenden?

Nachbereitung

a) Welche Hilfestellung ergreifen Sie nach dem Gespräch für die »heißen Themen« Ihres Gesprächspartners?
b) Auf welche Ergebnisse können Sie bauen, um Ihre Beziehung zu dem Gesprächspartner zu stärken oder auszubauen?
c) Was habe ich aus dem Gespräch gelernt? Wie kann ich das nächste Gespräch effektiver gestalten?

Literatur

Berne E (1977) Intuition and Ego States: The Origins of Transactional Analysis. A Series of Papers. Ta Press: San Francisco

Berne E (1975) Was sagen Sie, nachdem Sie »Guten Tag« gesagt haben? Psychologie des menschlichen Verhaltens. Kindler: München

Cohen R (1975) Von der Psychoanalyse zur Themenzentrierten Interaktion. 16. Auflg. Klett-Cotta: Stuttgart

De Shazer St (1999) Der Dreh. überraschende Wendungen und Lösungen in der Kurzzeittherapie. Heidelberg: Carl Auer-Systeme Verlag.

Fisher R, Ury W, Patton B M (Hrsg.) (1984) Das Harvard-Konzept. Der Klassiker der Verhandlungstechnik. 24. Auflg. Campus-Verlag: Frankfurt am Main

Fleischer W, Hogan B, (2015) Wirksam führen – Ein Leitfaden für Chef- und Oberärzte. Stuttgart: Kohlhammer

Gordon T (1984) Managerkonferenz. Reinbek bei Hamburg: Rowohlt

Herzberg F, Mausner B, Snyderman B (1993) The Motivation to Work. New Brunswick (USA): Transaction Publishers

Luft J, Ingham H (2015) Johari Window. The Model (http://richerexperienc es.com/wp-content/uploads/2014/02/Johari-Window.pdfEnglisch, Zuletzt aufgerufen: 29.01.2020)

Luft J (1971) Einführung in die Gruppendynamik., Ernst Klett Verlag: Stuttgart

Maslow A H (1981) Motivation und Persönlichkeit. Reinbek: Rowohlt

Rogers C R (1972) Die nicht direktive Beratung.Counselling and Psychotherapy. Kindler Studienausgabe: München

Schulz von Thun F, Ruppel J, Stratmann R (2008) Miteinander reden: Kommunikationspsychologie für Führungskräfte. Reinbek bei Hamburg: Rowohlt

Schlippe A v, Schweitzer J (2000) Lehrbuch der systemischen Therapie und Beratung. Göttingen: Vanderhoeck & Ruprecht

Watzlawick P, Beavin J H, Jackson D D (2017) Menschliche Kommunikation – Formen, Störungen, Paradoxien. 13. Auflg. (Huber: Bern 1969. (13., unveränderte Auflage. Hogrefe (Originaltitel: Pragmatics of Human

Communication. A Study of Interactional Patterns, Pathologies, and Paradoxes. W. W. Norton & Company, New York 1967)

Watzlawick P, Weakland J H, Fisch R (1974) Lösungen. Zur Theorie und Praxis menschlichen Wandels. Huber: Bern

Watzlawick P (1976) Wie wirklich ist die Wirklichkeit – Wahn, Täuschung, Verstehen. Piper: München

Wunderer R, Grunwald W, Moldenhauer P (1980) Führungslehre. Berlin: De Gruyter

Stichwortverzeichnis

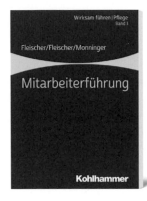
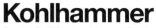

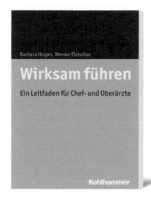

Hogan/Fleischer

Wirksam führen

Ein Leitfaden für Chef- und Oberärzte

*2016. 289 Seiten, 15 Abb.,
9 Tab. Fester Einband. € 49,–
ISBN 978-3-17-029116-4*

Von ärztlichen Leitungskräften in Kliniken und Krankenhäusern wird, neben exzellentem medizinischen Fachwissen, längst auch Führungskompetenz erwartet. Denn zunehmender Kostendruck und Fachärztemangel sind die zentralen Herausforderungen, denen sich viele Häuser stellen müssen. Um sie zu bewältigen, bedarf es Leitungskräften, die in der Lage sind, ihre Mitarbeiter wirksam zu führen. Doch noch immer werden Ärzte während ihrer medizinischen Ausbildung und in den ersten Berufsjahren kaum auf die Übernahme von Führungsverantwortung vorbereitet. In einer Leitungsposition sind sie dann mit Aufgaben konfrontiert, mit denen sie in dieser Komplexität nicht gerechnet haben.

Leseproben und weitere
Informationen:
www.kohlhammer.de

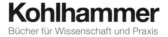

Bücher für Wissenschaft und Praxis

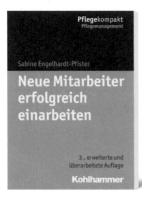
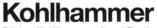